Dr Armand JOSSU
DE L'UNIVERSITÉ DE PARIS

CONTRIBUTION A L'ÉTUDE
DE LA
CONTAGION DE LA PNEUMONIE

PARIS
Jules ROUSSET
36, Rue Serpente
1901

Dr Armand JOSSU
DE L'UNIVERSITÉ DE PARIS

CONTRIBUTION A L'ÉTUDE

DE LA

CONTAGION DE LA PNEUMONIE

PARIS
Jules ROUSSET
36, Rue Serpente
1901

A MON PÈRE ET A MA MÈRE

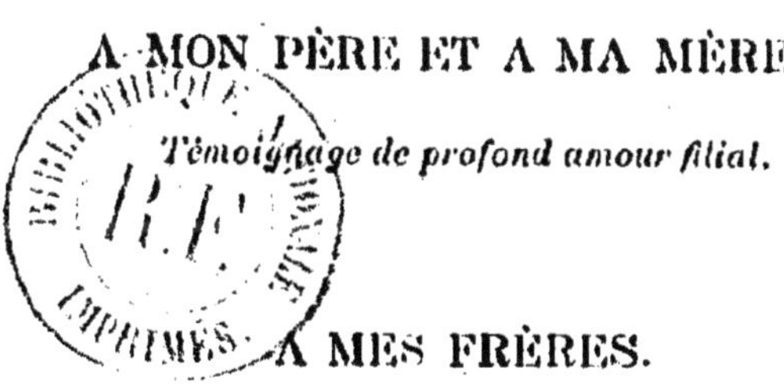

Témoignage de profond amour filial.

A MES FRÈRES.

A MES PARENTS

A MES AMIS

LÉON BABONNEIX

Interne des Hôpitaux de Paris

ET

OSMIN LAPORTE

Élève Consul

A MES MAITRES

DE L'ÉCOLE DE MÉDECINE DE NANTES

ET

DE LA FACULTÉ DE MÉDECINE DE PARIS

A MONSIEUR LE PROFESSEUR RAYMOND

Pofesseur de Clinique des maladies nerveuses
à la Salpêtrière,
Membre de l'Académie de Médecine,
Officier de la Légion d'honneur,

*Qui m'a fait le très grand honneur d'accepter
la présidence de ma thèse.*

PRÉFACE.

La pneumonie franche aiguë fibrineuse n'est certes pas une maladie extrêmement contagieuse ; cependant sa contagiosité a été démontrée par des exemples authentiques et déjà nombreux.

Au moment où les sociétés savantes et les pouvoirs publics s'occupent de faire baisser le chiffre de la mortalité et de la morbidité des maladies contagieuses et épidémiques (tuberculose, variole, fièvre typhoïde, etc.), s'opposant par des mesures énergiques à la dissémination des microbes pathogènes ; au moment où M. le professeur Grancher vient de rappeler l'attention de l'Académie de Médecine sur le caractère contagieux de la pneumonie ; et comme il n'y a pas eu depuis longtemps (1893) de travail d'ensemble sur ce sujet, il nous a paru utile de consacrer notre thèse inaugurale à l'étude de la *contagion de la pneumonie.*

Il nous a semblé que dès le début une délimitation nette de notre sujet s'imposait. La contagion de la pneumonie peut en effet s'observer dans deux conditions différentes : soit au cours de pneumonies franches, soit au cours de pneumonies survenues à l'occasion d'une maladie générale telle que la fièvre typhoïde, la grippe, etc.

On peut se demander si dans le second cas c'est bien la pneumonie qui est contagieuse et non la maladie générale qui l'a causée. Aussi avons-nous résolu *d'éliminer systématiquement cette seconde catégorie de faits et de n'étudier ici que la contagion de la pneumonie franche, de la pneumonie lobaire.*

Après un rapide historique où nous rappelons les différentes opinions qui ont eu cours sur la nature de la pneumonie et où nous assistons à la naissance de l'idée de contagion, nous en arrivons à l'étude étiologique.

Nous nous efforçons de montrer que si la virulence du germe et l'affaiblissement du terrain constituent les causes essentielles de la contagion, celle-ci n'en est pas moins favorisée par l'existence de certaines conditions adjuvantes telles que l'encombrement, le surmenage, les brusques variations atmosphériques, etc.

Dans l'étude symptomatique, nous essayons de signaler les différences qui séparent au point de vue de ses caractères et de son évolution la pneumonie contagieuse des autres pneumonies et de mettre en relief son extrême gravité.

C'est en raison même de cette particularité que nous tâcherons d'établir des règles de prophylaxie individuelle et sociale capables de réduire au minimum et même de supprimer les chances de contagion.

Nous rappelerons enfin les essais de sérothérapie tentés dans ces dernières années contre les pneumonies graves, groupe auquel appartiennent presque toujours, comme le montreront les observations que nous avons rassemblées, les pneumonies contagieuses.

HISTORIQUE

L'idée que la pneumonie pût être contagieuse ne devait rationnellement pas venir à l'esprit d'Hippocrate (1). En effet, non seulement il ne distinguait pas nettement la pleurésie de la pneumonie qu'il désignait sous le nom de péripneumonie, mais encore il attribuait à ces affections une étiologie qui n'implique nullement le soupçon de contagion : nous lisons en effet au chapitre des *Lieux de l'homme* :

« *Quatrième fluxion : sur la poitrine. Pleurésie, péri-*
« *pneumonie.* Si la fluxion se fait sur la poitrine et
« qu'il y ait bile, vous le connaitrez ainsi : la douleur
« occupe le côté et la clavicule de ce côté ; la fièvre
« survient, la langue est verdâtre à la partie supérieure
« et le patient expectore des matières coagulées. Dans
« cette maladie le danger est au septième jour ou au

(1) Voir pour tous les renseignements bibliographiques, l'index bibliographique.

« neuvième. Quand les deux côtés sont douloureux, et « que le reste est comme ci-dessus, il y a péripneumonie, « dans le cas précédent pleurésie. Voici l'origine de ces « affections; quand de la tête il se fait une fluxion sur « le poumon par le canal bronchique et les artères (rami- « fication des bronches), le poumon étant naturellement « friable et sec, attire à lui tout l'humide qu'il peut, « ayant ainsi attiré il devient plus volumineux ; si l'écou- « lement s'est fait sur le poumon tout entier, le lobe étant « devenu plus volumineux touche les deux côtés et pro- « duit la péripneumonie, et quand il ne touche que d'un « côté la pleurésie. La péripneumonie est beaucoup plus « dangereuse, etc... »

L'exposé d'un second mode de production de la péripneumonie pris encore dans Hippocrate, chapitre du *Régime*, montre combien la notion de contagiosité était loin de sa pensée : *Troisième cas, où les aliments l'emportent sur les exercices.* — « Il est caractérisé par des « douleurs générales ou partielles. Voici encore des signes « de plénitude : le corps est douloureux, chez les uns en « totalité, chez les autres en partie, celle que frappe la « chance ; cette douleur est comme une courbature.

« Croyant donc être courbatus, les patients se traitent « par le repos et la bombance jusqu'à ce que la fièvre « les saisisse ; alors même ils se méprennent et usent de « bains et d'aliments, la maladie devient une péripneu- « monie qui les met à toute extrémité. »

Hippocrate fait cependant, au chapitre des *Affections*,

une juste remarque au sujet de l'influence des saisons sur la fréquence des cas de péripneumonie.

« Quant aux maladies du ventre (poitrine et abdomen), « il faut se recorder ceci : la pleurésie, la péripneu-« monie, le causus, la phrenitis sont dites maladies « aiguës ; elles surviennent le plus souvent et avec le plus « d'intensité en hiver ; elles surviennent aussi en été, « mais moins et avec moins de force. »

En réalité, tout en reconnaissant un certain nombre des caractères principaux de la pneumonie, au moyen des notions élémentaires d'investigation clinique alors connues, Hippocrate, et, après lui, les anciens médecins grecs et latins ne soupçonnèrent pas le caractère infectieux de la pneumonie, ni par conséquent la possibilité de sa transmission.

Il faut arriver jusqu'à Huxham, Van Swieten, Boerhaave, de Haen, pour trouver une description plus complète de la pneumonie et surtout une distinction assez tranchée d'avec la pleurésie : mais le côté étiologique ne s'est pas dégagé des théories plus ou moins fantaisistes : Huxham s'attache à trouver la cause des pneumonies dans l'action du froid. « On remarque, dit-il, « qu'on n'a pas plutôt pris froid, que les poumons sont « affectés de la toux et d'une évacuation copieuse de « matière ténue, laquelle est souvent très incommode. « Que si ce froid continue à s'insinuer dans ce viscère, « il resserre la membrane interne, il obstrue leurs con-

« duits secrétoires, et empêche l'évaporation de la
« matière qu'ils contiennent.

« A quoi l'on peut ajouter que l'air, affectant par la
« froideur le sang renfermé dans les cellules et les vési-
« cules des poumons, est capable de le geler, ou du moins
« de le condenser à un point extraordinaire. Ce n'est
« pas la première fois que le froid a causé une stagna-
« tion subite et absolue du sang dans les poumons et
« tué le sujet sur le champ.

« Les vents froids affectent et resserrent quelquefois
« la peau des mains, des bras et du visage, au point de
« la dessécher, de l'ouvrir et de l'ulcérer. Pourquoi donc
« ne produiraient-ils pas le même effet sur la membrane
« tendre et délicate de la trachée, des bronches, etc.?
« Je n'en veux d'autre preuve que la toux, l'enrouement,
« etc., qui surviennent lorsque l'on respire un air froid.

« On conçoit donc aisément que lorsqu'il vient à passer
« une trop grande quantité de sang épais et gluant dans
« les poumons, dans le temps que leurs vaisseaux sont
« rétrécis, et que les conduits sécrétoires et les orifices
« des glandes de la trachée-artère, des bronches, etc.,
« sont obstrués, il doit nécessairement en résulter des
« inflammations péripneumoniques. »

A la même époque (1746), Hoffmann cherche des explications multiples qui ne manquent certes pas d'intérêt, mais n'approchent pas plus de la vérité que les précédentes :

« Comme tous les symptômes fâcheux qui accompa-

« gnent la fièvre du poumon sont uniquement causés par « l'inflammation de la substance, il est aisé de juger que « tout ce qui forme obstacle à la circulation du sang dans « les petits vaisseaux des poumons, qu'il s'agisse de l'obs- « truction des vaisseaux causée par une grande quantité « de matière épaisse, ou de contractions spasmodiques « violentes que la légèreté et l'âcreté de la même matière « occasionne, est très propre à faire naître cette fièvre « inflammatoire, surtout lorsque plusieurs de ces causes « qu'on appelle antécédentes, procatarctiques, et éloi- « gnées, concourent ensemble à produire cet effet. C'est « pourquoi ceux qui, à cause des aliments grossiers et « malsains dont ils se nourrissent, par l'usage des liqueurs « spiritueuses, par le défaut d'humidité et d'exercice, « ont un sang abondant et épais, que Sydenham appelle « pleurétique par excellence, sont aisément attaqués de « cette maladie, lorsque plusieurs autres causes proca- « tarctiques y concourent en même temps, et principale- « ment lorsque leur corps, étant échauffé par un exercice « violent, par un travail pénible, par des bains chauds, « par l'usage des boissons spiritueuses, ils s'exposent sans « précautions à un air primitivement froid, ou, ce qui « est encore pis, lorsqu'ils prennent sur le champ des « boissons rafraîchissantes. C'est ce qui fait aussi que « cette maladie attaque aisément les personnes qui sont « d'un tempérament sanguin et pléthorique, lorsqu'elles « ont négligé de se faire saigner à propos. Il arrive la « même chose aux femmes dont les ordinaires sont en

« désordre ou trop peu abondants, ou viennent à cesser
« tout à fait à cause de l'âge, et aux hommes dont le flux
« hémorroïdal est mal réglé, ou entièrement supprimé.

« J'ai souvent remarqué que les tranchées, les spasmes
« aussi bien que la colique et les douleurs hypocondriaques du ventre et d'intestins, et la trop grande constipation ont occasionné une inflammation de poumons,
« surtout chez les personnes pléthoriques et cacochymes;
« car ces accidents sont de telle nature que, venant à
« comprimer les petits vaisseaux, et surtout les veines,
« ils empêchent la circulation du sang, rendent son mouvement inégal, et font qu'il se porte avec une impétuosité extraordinaire vers d'autres parties et surtout
« les supérieures. Il arrive de là que le sang est non seulement poussé dans les petits tuyaux qui, à cause de la
« petitesse de leur diamètre, ne sont point capables de le
« contenir ni de le faire circuler, mais que venant encore
« à s'y arrêter, il empêche l'uniformité de son cours et il
« dérange l'ordre de toutes les fonctions. Comme les corps
« qui sont extrêmement sujets aux hémorragies sont
« pour l'ordinaire d'une complexion sanguine, et exposés à des contractions spasmodiques dans le bas-ventre,
« les jeunes gens qui éprouvent de bonne heure les
« hémorragies de nez abondantes, des crachements de
« sang, et des hémorroïdes prématurées sont très aisément attaqués de fièvres pleurétiques et péripneumoniques, lorsque quelque cause occasionnelle vient à agir.
« On a aussi souvent observé que la gale qui a été

« repoussée, qu'un flux de ventre simple ou dysentérique « qu'on a arrêté mal à propos, que d'anciens ulcères « qu'on a fermés, que la sueur critique des pieds ou de « tout le corps qu'on a supprimée, ou que le pourpre « chronique que le froid a fait rentrer, ont causé des « inflammations de poitrine. Car cette matière excré- « menteuse d'une qualité âcre et caustique venant à « s'attacher aux tuniques nerveuses des poumons et de la « poitrine, met un obstacle au progrès du sang, et « dérange l'uniformité de son cours à cause des contrac- « tions spasmodiques qu'elle produit.

« Il arrive aussi quelquefois que les pleurésies tant « vraies que fausses, deviennent épidémiques à cause de « la constitution extraordinaire de l'air et des saisons... « La péripneumonie est aussi endémique, et l'on sait « que cette maladie est très fréquente dans la West- « phalie, la Poméranie, la Suède, la Russie, le Danemark « et qu'elle y cause beaucoup de ravages. Et je suis per- « suadé qu'on doit en attribuer la cause aux aliments « crus et grossiers dont se nourrissent les habitants, « aussi bien qu'à la rigueur et à la froideur de l'air qui « règne dans les pays septentrionaux. » Hoffmann semble dans ces dernières lignes entrevoir l'épidémicité de la péripneumonie ; mais il accuse énergiquement les « aliments crus et grossiers », et le caractère vrai de l'infection lui échappe.

Ainsi, bien que ne discernant pas la part de l'infection dans la pneumonie, ces auteurs, comme tous les médecins d'ailleurs jusqu'au commencement du XIXe siècle, font de la pneumonie une maladie générale, une fièvre à détermination pulmonaire.

Au début du siècle, sous l'influence de l'école anatomique et de la grande autorité de Laënnec et de Broussais, un revirement se produit : l'anatomie pathologique jetant un jour nouveau sur l'étude de la pneumonie, la conception ancienne est rejetée. Pour Laënnec, Andral et Grisolle, pour la plupart des médecins de l'époque qui ont écrit sur ce sujet, la pneumonie franche est une affection locale, une inflammation primitive du poumon.

Cependant dès 1835, Marotte dans un remarquable travail des Archives de Médecine, intitulé : «*Fièvre synoque péripneumonique* », conclut que « la synoque peut s'accompagner d'une affection locale à laquelle elle imprime sa nature bénigne, dont elle règle la marche, le type et la terminaison, qui n'est, en un mot, qu'un épiphénomène, et que cette affection locale peut être la pneumonie, c'est-à-dire une maladie que l'on est habitué à regarder comme toujours essentielle ».

Mais c'est Jürgensen surtout, qui, en 1874, dans le dictionnaire de Ziemmsen, affirme nettement la nature spécifique de la pneumonie : « La pneumonie croupale, dit-il, est une maladie générale, non une maladie locale. L'inflammation du poumon n'est que le symptôme capital ; elle ne suffit pas à expliquer les phénomènes morbides. Il faut nécessairement admettre l'intervention d'un agent *spécifique*. La pneumonie croupale appartient donc au groupe des maladies infectieuses. »

La nature contagieuse de la pneumonie, niée par Grisolle, est aujourd'hui admise par la plupart des auteurs.

Déjà l'étude des épidémies anciennes de pneumonie : épidémie de 1318 décrite par Shékius, — épidémie de 1585 à 1621 étudiée par Jean Calle d'Urbino, — épidémie de Brisgau (1688) décrite par Vœrster, — épidémie de Rome (Lancisi, 1708), — du Languedoc (Sauvage, 1710), — de Berne (Haller, 1762), etc., apporte à cette hypothèse un très sérieux appui. Mais l'on a pu objecter, non sans quelque apparence de raison, que la nature pneumococcique de ces épidémies n'est pas absolument démontrée.

Le même reproche ne s'adresse plus aux observations récemment publiées. Depuis la célèbre relation de l'épidémie de Noyers par Torchet (1838), les cas de pneumonie transmise par contagion se sont multipliés. En 1856, Schroter cite un cas évident de pneumonie contagieuse.

En 1863, paraissent la relation par Bryson d'une épidémie à bord de la flotte anglaise de la Méditerranée et le récit d'une grave épidémie d'Islande par Hjaltelin ; en 1869 Welsh signale l'épidémie qui sévit la même année sur le 22e régiment de New-Brunswick.

En 1872, Thorensen publie trois observations de pneumonie par contagion. Herr rapporte l'histoire d'une remarquable épidémie frappant successivement les différents habitants d'une même maison. L'année suivante surviennent les épidémies de village décrites par Jürgensen et Scheef.

L'année 1875 est marquée par de nombreux travaux ; Bonnemaison publie une épidémie développée à Toulouse, Blyth et Hardwik deux observations de pneumonie par contagion, Grundler une épidémie de garnison à Magdeburg, Grimshaw et Moore le récit de l'épidémie de Dublin. L'année suivante Rodman relate une épidémie de prison dans le Kentucky.

L'année 1877, aux observations de Giornelli, de Muller, de James, s'ajoutent les cas d'épidémies de Bruxelles, décrites par Barella. En 1878, Lagout publie un article sur la nature infectieuse de la pneumonie, Hallopeau étudie la doctrine de la fièvre pneumonique, Couldrey signale un cas de pneumonie contagieuse. Löberg, en 1879, décrit l'épidémie qui a sévi l'année précédente sur une petite commune de Norvége, Kühn une épidémie de prison, à la suite de laquelle il contagionne sa propre famille. L'année suivante, Banti décrit l'épidémie de Florence, Ritter une petite épidémie de famille.

Les années 1881 et 1882 apportent une importante contribution à l'étude de la contagion de la pneumonie : les observations de Butry, de Jelley, de Wigman, de Kerchensteiner, de Cortello, de Penkert, de Daly (1881), celle de Lécorché et Talamon, celles de Schrader paraissent successivement : Demmler consacre sa thèse à l'étude des pneumonies infectieuses, l'Union médicale publie un important article de Germain Sée sur les pneumonies infectieuses.

L'année d'après, Alison relate deux épidémies de village. Sidler plusieurs cas de pneumonie contagieuse, Munnick et Holwede l'épidémie d'Ober-Sitke, Seufft un certain nombre de cas de pneumonies contagieuses. Mendelsohn, dans un travail souvent cité, insiste sur le caractère épidémique que revêt la pneumonie dans certaines conditions, rappelle les cas précédemment publiés par les auteurs et termine en concluant que tous les faits par lui réunis, démontrent sinon la fréquence de la contagion de la pneumonie, du moins la possibilité de cette contagion.

L'année 1884, paraissent deux articles d'ensemble sur la question : l'un de M. Barth, dans la *Revue des sciences médicales*, intitulé : « La pneumonie est-elle infectieuse? », un autre de M. Chaumier sur la nature épidémique et contagieuse de la pneumonie franche. Les observations de Secrétan, de Dreschfeld, de Massalongo, de Moretti (1885), de Klaman, permettent de résoudre affirmativement la question posée par M. Barth. La thèse de Ganivet sur les pneumonies épidémiques et celle de M. Helme sur les pneumonies infectieuses, indiquent que l'attention commence à être vivement attirée vers le sujet qui nous occupe. La même année G. Sée revient, dans son *Traité des maladies spécifiques du poumon*, sur la contagion de la pneumonie : il décrit minutieusement les épidémies locales, qu'il divise en quatre catégories :

épidémies de prison et de caserne, épidémies de village, épidémies de maison ou de famille, épidémies de villes, et conclut que toutes les observations concordent à établir que la pneumonie peut se comporter dans certaines conditions comme les maladies infectieuses les plus indiscutables, la diphtérie ou la fièvre typhoïde

L'année 1886 n'est marquée que par un article de M. Lancereaux et par les observations de Graham, Klempf, Lemaire, Tham, Verstraten.

Les observations de Rondet et Blanc (1887), de Jung, de Lardier précèdent l'apparition d'un mémoire qui fait véritablement époque dans l'histoire des pneumonies contagieuses, du mémoire de M. Netter. Après avoir relaté un très grand nombre d'observations de pneumonies transmises par la contagion, cet auteur étudie les différents modes de contagion, signale la persistance du contage pneumonique et conclut finalement à la nécessité de mesures prophylactiques.

L'année 1889, l'article de M. Barbier sur la contagiosité de la pneumonie vient confirmer les conclusions de M. Netter; les observations de M. Ballard, de Crouigneau, d'Irwing, de Naldoni, les articles de MM. A. Renault, Castan, de Osthoff apportent quelques éclaircissements à l'étude de la pneumonie contagieuse.

En 1890, 1891, 1892 il n'y a guère à citer que la relation d'une épidémie dans le Yorkshire (1890) par Charton, les observations de Chases, de Gwyme, de Leech, de

Marchiafava, d'Oliver (1890), de Sokoloff, d'Eminson, de Pears, de Prautois.

La thèse de M. Carlotti sur la contagion dans la pneumonie et le mémoire de Lindström sur l'étiologie de la pneumonie, constituent les seuls travaux d'ensemble de l'année 1893, pendant laquelle paraissent les observations de Sergent, de Combemale, de Campbell, de Gündner, de Kühner, de Zimmerman.

Brünner (1894) relate une épidémie de pneumonie, Daly de nombreux cas de pneumonie contagieuse, Kotzine, quatre cas, et Thornston trois cas de petites épidémies de pneumonie. Il n'y a guère en 1895 à signaler que les observations de Duncan et de Garber. Enfin depuis 1896 les recherches de Malanchini, de Robinson, les cas de Stephenson (1896), de Mouisset, de Lop et Monteux, de Haedke, de Variot, de Mac-Analy, viennent compléter la liste des travaux déjà parus.

La contagion de la pneumonie devient un dogme classique enseigné dans les récentes monographies de MM. Netter, Landouzy, etc. Enfin l'année dernière, le professeur Grancher a appelé l'attention du monde savant sur la nécessité des mesures de désinfection pendant et après la pneumonie, et a proposé à l'Académie de médecine adoptant d'inscrire la pneumonie au nombre des maladies dont la déclaration doit être obligatoire.

ÉTIOLOGIE.

Pour qu'il y ait contagion de la pneumonie, il *faut de toute nécessité que le pneumocoque arrive par une voie quelconque de la personne malade au poumon de la personne saine.*

Or, toutes les pneumococcies sont capables de causer la pneumonie. « La contagion dit Landouzy, n'est pas forcément *similaire*, c'est-à-dire qu'elle peut prendre sa source ailleurs que dans la pneumonie ; elle peut être *dissemblable*, émaner d'une lésion quelconque à pneumocoque au même titre qu'un érysipèle de la face peut se prendre au contact d'un phlegmon du bras ou d'une septicémie puerpérale. »

Le contage apparaîtra ainsi dans certaines circonstances avec évidence ; il faudra au contraire parfois rechercher attentivement la relation de cause à effet. Car, ainsi que le fait remarquer Netter (1) « dans nombre de cas où la présence du pneumocoque dans la bouche, à l'état de santé, ne s'explique pas par une pneu-

(1) *Traité Charcot-Bouchard*, 2e édition, tome VI.

monie antérieure, la cause de son existence se rattache à d'autres affections antérieures dues au pneumocoque. On sait combien ces manifestations sont fréquentes et diverses, et leur gravité pouvant être très faible, elles peuvent avoir passé inaperçues pour le sujet et l'entourage. » Ces mêmes pneumocoques d'une bronchite, d'une otite, d'un abcès, n'auront point, chez l'individu porteur de cette affection, produit une localisation pneumonique, mais transportés de la cavité buccale où ils se sont secondairement localisés chez cet individu, dans le poumon d'un autre sujet, ils pourront être chez ce dernier la cause d'une pneumonie.

Et d'abord, quelles voies peut suivre le pneumocoque pour arriver au poumon ? Deux principaux modes de contage sont admis : la voie directe et la voie indirecte.

Contagion par voie directe.— Presque toujours alors le véhicule est l'expectoration qui, tant que dure la pneumonie, contient des pneumocoques actifs ; les autres humeurs et excrétions sont certainement moins dangereuses, bien qu'elles puissent également contenir ces micro-organismes.

Les exemples de contagion directe sont nombreux dans la littérature médicale : nous en avons rassemblé plusieurs dont la netteté et l'authenticité démontrent la possibilité de cette transmission par voie directe.

Le premier mode de contage direct se retrouve dans l'observation de *Schroter*, 1858 (1).

(1) In Netter. *Traité de Médecine Bouchard Brissaud.*

Observation I. — Un valet de ferme, âgé de 24 ans, habitant Liebenzell, fut atteint au mois d'octobre 1858, d'un rhumatisme articulaire aigu ; au bout de 6 semaines, il entrait en convalescence et était autorisé à passer hors du lit quelques heures de la journée.

A ce moment on ramène auprès de lui son père âgé de 62 ans, qui paraissait gravement malade ; *on coucha le père dans le lit du fils qui, à partir de ce jour, partagea chaque nuit la couche de son père.*

Celui-ci était atteint d'une pneumonie du côté gauche, pneumonie grave, avec délire, mais terminée par la guérison.

Huit jours après l'arrivée du père, le fils qui n'avait pas encore quitté la chambre *se sent mal à l'aise*, il frissonne, se plaint de mal de tête. Les jours suivants il accuse un point de côté. Il tousse et il rejette des crachats sanglants. Il a de la fièvre avec délire et l'examen de la poitrine fait reconnaître tous les signes d'une *pneumonie droite*, qui met 15 jours à guérir.

Observation II. — *Blith* (1) en 1875, rapporte les faits suivants de contagion directe.

Un *infirmier atteint de pneumonie reçoit les soins de sa nièce. Celle-ci contracte la même maladie* et à son tour la transmet à son mari.

Observation III. — *Blith.* Un vieillard atteint de pneumonie *reposait seulement sa tête sur la poitrine d'un de ses parents.* Celui-ci fut bientôt atteint de pneumonie.

Observation IV. — *Hardwiche* en 1875 (2), a traité un pasteur atteint de pneumonie et *soigné par un de ses parents. Celui-ci fut contagionné* et transmit à son tour la maladie à un autre parent.

(1) Cité par Carlotti, *thèse*, 1893.
(2) Id.

Observation V. — *Hardwicke.* Dans un autre cas un vieillard sur le point de mourir de pneumonie envoya chercher *quelques-uns de ses parents pour le voir une dernière fois. Chacun de ses parents fut ensuite atteint* de la même maladie.

Observation VI. — *Bonnemaison.* Un homme est atteint de pneumonie grave. Au moment de l'entrée en convalescence *sa mère qui l'avait soigné tombe malade* et meurt en 4 jours de *pneumonie.*

Observation VII. — *Bonnemaison.* Une dame de 50 ans *venue pour soigner sa sœur malade de pneumonie* maligne contracte la maladie et meurt.

Observation VIII.—*Bonnemaison.* Un vieillard est atteint de pneumonie. *Sa fille qui était venue le soigner* d'un quartier éloigné est *atteinte de penumonie grave. Le fils* de cette dame, volontaire aux chasseurs à pied et qui a reçu une permission de 48 heures *pour voir ses parents*, revient à son régiment et *tombe malade de pneumonie* deux jours après son entrée.

Observation IX. — *Muller*, 1877 (1). Dans une famille la maladie se déclare d'abord chez la mère, le 25 nov. 1870. Le père est pris le 6 décembre. Le 7 décembre le fils est pris à son tour. Du 5 au 7 décembre *la pneumonie se déclare* chez une *jeune fille* qui entre en service dans une autre maison, mais a *passé quelques jours auprès de la mère.*

Enfin, le 10 décembre, dernier cas chez *un enfant de* 5 ans qui habite dehors, mais *est venu plusieurs fois voir ses parents malades.*

Observation X. — *Butry*, 1881. Dans un moulin isolé on *ramène le fils* du meunier qui dans une autre maison où il ser-

(1) In Carlotti.

vait, *avait contracté une pneumonie double*. *La même maladie frappe successivement son père, sa mère et un de ses neveux*.

Observation XI. — *Germain Sée*. *Le mari et la femme sont malades dans la même maison*, de pneumonie. Ils meurent l'un après 18 jours, l'autre après 22 jours. Les deux enfants qu'on avait éloignés furent épargnés.

Observation XII. — *Flindt*, 1882. Une *petite fille* âgée de 4 ans habitant une maison saine est *prise de pneumonie*, le 1er juin 1882. Le 30 mai elle a fait dans l'après-midi *une visite à une famille* dont le *chef a une pneumonie* depuis le 27 mai.

Observation XIII. — *Seufft* (1). Nov. 1882, à Erbenheim. En 22 jours il y eut 59 malades sur 1500 habitants, et seulement dans *des maisons toutes proches* les unes des autres et chez des *familles qui se faisaient des visites réciproques*.

Observation XIV. — *Flindt*, 1883. Une *petite fille de 3 ans* va *voir un pneumonique* les 5 et 6 octobre 1882. Cette fillette joue plusieurs heures dans la chambre du malade, *elle repose même quelques instants à côté de lui*. Le 7 octobre au soir elle est *atteinte de pneumonie*.

Observation XV. — *Massalongo*. Un marchand ambulant, âgé de 40 ans, *va voir son beau-frère sérieusement malade de pneumonie*. Il s'arrête plusieurs heures dans la chambre du malade. En revenant chez lui il est *pris de pneumonie et meurt*.

Observation XVI. — *Massalongo*. Une femme venue d'un pays voisin pour *assister un de ses frères malade de pneumonie tombe malade* en rentrant chez elle et *communique la maladie à son mari*.

(1) In Mendelsohn.

Observation XVII. — *Massalongo. Une femme va assister une de ses amies atteinte de pneumonie*, quelques jours après elle est *saisie de la même maladie*, et la *communique à ses deux enfants qui couchaient dans son lit.*

Observation XVIII. — *Massalongo.* Un enfant de 5 ans atteint de pneumonie était près de la guérison lorsque *son père, puis sa mère sont atteints* de pneumonie.

Observation XIX. — *Massalongo.* Un père de famille est couché, avec une pneumonie grave. Un *de ses enfants couché dans le même* lit depuis quelques jours *contracte la maladie;* puis la sœur âgée de 14 ans, qui couchait dans une chambre voisine. *Une parente venue pour voir les malades est enfin frappée.*

Observation XX. — *Blanc* (1) rappelle l'histoire d'un médecin qui meurt de pneumonie. *Ses parents, venus à Lyon pour le* soigner, *sont également frappés.*

Observation XXI. — *Edmond Chaumier* (du Grand Pressigny Indre-et-Loir). Le 29 mars 1884. M. Pagé au Grand Pressigny se met au lit, avec une pneumonie; le 31, *sa femme* qui souffrait depuis une huitaine de jours de dyspnée asthmatique, *prend une pneumonie* et succombe en 3 jours.

Observation XXII. — *Le docteur Pernet* (2), en mars 1886, au village de Noyemont, voit un vieillard âgé de 72 ans, pneumonique; *sa fille* âgée de 42 ans, quitte son ménage *pour venir soigner son* père. Ce dernier mourut, et dix jours après sa mort, elle s'alita *atteinte d'une pneumonie* qui devait guérir.

(1) In Barbier.
(2) In Lardier.

Lancereaux cite à l'Association française pour l'avancement des sciences (Nancy, 13 août 1885) 6 cas de pneumonie tous pris dans une salle (salle Piorry) de son service à la Pitié. Deux cas paraissent causés par contagion directe.

Observation XXIII. — L'un est celui d'un externe de la salle, des plus laborieux et des plus zélés, indisposé par la grippe depuis quelques jours. A contracté certainement le germe de la maladie qui l'a emporté au *chevet des pneumoniques dans le* service ;

Observation : externe de la salle, 22 ans. Etat grippal antérieur ; début brusque ; frissons légers ; point de côté modéré, expectoration abondante, rose, et gommeuse ; mort à la fin du cinquième jour.

Observation XXIV. — L'autre observation est celle de *l'infirmier de la salle ;* 35 ans, bien bâti ; sans antécédents morbides, mais surmené. Pneumonie ; point de côté atroce et crachats franchement hémorrhagiques ; asphyxie rapide ; mort au début du cinquième jour.

Observation XXIV. — *Lardier*, de Rambervillers. En mars 1886, Mme Philippe venait *de donner des soins à son père atteint de pneumonie.* Au moment où ce malade entrait en convalescence, elle revient à son domicile, rue du vieux chemin de Romont. Prise d'un frisson, *elle s'alite et meurt, au huitième jour, de pneumonie.*

Elle était agonisante quand *son mari* âgé de 65 ans est, lui aussi, *frappé de la même manière* et meurt peu de jours après.

La *jeune fille âgée de 18 ans*, devenue orpheline dans la même semaine, *paie son tribut* et finit par guérir après une convalescence fort longue.

OBSERVATION XXVI. — *Proby*. X..., 37 ans, entre le 29 décembre 1888, salle St-Augustin. Cet homme, toujours très bien portant, était depuis 4 jours appelé à remplacer Cours Lafayette, un garçon boulanger. Le 15 déc. au soir, *il a couché dans le même lit que ce garçon boulanger atteint de pneumonie* depuis 5 jours et traité actuellement salle St-Augustin, n° 14. Il a passé les nuits des 16, 17, 18 déc. dans ce lit sans qu'on en eût changé les draps. Dans la journée du 17, début d'une pneumonie franche, vérifiée à l'autopsie du malade faite le 1er janvier.

OBSERVATION XXVII. — *Proby*. M..., garçon boulanger, entre le 22 décembre 1888 salle St-Augustin. Pas d'antécédents, mais le 18 décembre, ce garçon avait remplacé, dans un quartier éloigné, un garçon boulanger qui allait entrer à l'hôpital, où il est soigné actuellement pour une pneumonie. *Il passe la nuit du 18 dans le même lit que son camarade déjà malade*. On ne change les draps que le lendemain. Le 20 décembre, début d'une pneumonie franche qui guérit.

OBSERVATION XXVIII. — *Dr Lemaire*, du Tréport. M. C..., rentier, 55 ans, est pris le 20 février 1886 de pneumonie grave qui se termine par la mort le 1er mars.

Sa sœur, Mme V..., 65 ans vient le voir chaque jour et retourne chez elle. Le soir de la mort en rentrant chez elle en voiture, *elle se plaint* du froid, se couche et *meurt dans la nuit* du 12 au 13, soignée par le Dr Lecomte père, qui constata une succession de *foyers pneumoniques*. La *femme du malade*, 55 ans, nerveuse et sujette aux bronchites, assez débilitée, a *soigné son mari* sans se ménager. Dans la nuit du 4 au 5 elle prend froid. Le Dr Lemaire la voit le 6. *Râles sous-crépitants à droite*. Morte le 16 dans la nuit.

Pulvérisation phéniquée, aération large dans la chambre infectée, il n'y eut pas de nouveaux cas.

Observation XXIX. — *Cronigneau.* Appelé un mois auparavant auprès d'une dame, je trouvai chez elle, dit-il, une *pneumonie du tiers inférieur du poumon droit.* Malgré le traitement classique rigoureusement employé (antimoniaux, alcool, toniques, révulsifs), l'hépatisation gagnait presque tout l'organe, et bien que la fièvre ne fût pas très élevée, 38 1/2 à 39, la malade présentait bientôt de la paralysie de la vessie m'obligeant à la sonder, et de la paralysie des bronches, phénomènes que, d'après les théories actuelles, on pouvait imputer à l'intoxication de l'organisme tout entier par les leucomaïnes des diplocoques de Fraenkel. La malade succomba.

Huit jours après, son beau-père se mettait au lit, atteint lui aussi de pneumonie droite, mais au sommet. Absolument rien de tuberculeux à soupçonner ; seulement le malade, âgé de 54 ans, était un vieux catarrheux, par conséquent terrain de peu de résistance ouvert à tous les germes pathogènes qui pouvaient venir l'infecter. La maladie suivait un cours normal lorsqu'au 8e jour, le sujet ayant un système veineux très variqueux, mourut en quelques instants d'hémorragie pulmonaire.

Observation XXX. — *Rondet* (1) 1887. A étudié une épidémie de village. Le 1er cas eut lieu le 20 mars et frappa le garde de la commune. Le garde habite dans une maison où il y a une école. Or une fillette de 8 ans qui fréquentait cette école est atteinte de pneumonie le 9 avril.

Le 13 avril, la *sœur aînée de cette enfant est frappée de pneumonie.*

Le 14, la *grand'mère qui les avait soignées.*

Le 15, le père de celle-ci.

Le 24, un *des cousins* de la même malade qui *était venu la voir* dans sa maladie est victime à son tour et meurt le 28 avril.

(1) In Barbier.

Le 29 avril, nouveau cas de pneumonie chez une fillette qui fréquentait la même école. Enfin l'institutrice elle-même est atteinte.

Observation XXXI. — *Combemale*, 1893. En janvier 1891, je fus appelé en consultation à A... pour une malade de 45 ans environ, qu'une pneumonie bâtarde avait en 4 jours mise à l'agonie ; je ne constatai que de vagues signes de pneumonie ; mais par contre je me trouvai en présence d'une infection intense : l'anéantissement, la fièvre élevée et continue, l'albuminurie légère, les fuliginosités des lèvres, la diarrhée fétide, la petitesse du pouls, l'indiquaient suffisamment ; quelques heures après ma visite, la malade mourait du reste par anhématose et non de la lésion pulmonaire qui était en réalité minime. Avant que de partir j'avais pu recueillir quelques crachats.

Cette *malade était du reste la troisième qui mourait* de la *même manière* dans la même maison.

La première de toutes, une vieille servante, s'était alitée un soir en revenant d'une métairie où régnait une épizootie de nature indéterminée, et après avoir présenté des symptômes infectieux graves, avait succombé en quelques jours.

La *mère de la malade, qui avait approché la servante durant* sa courte maladie, avait été *prise ensuite* et était morte de la même façon, avant elle.

Enfin, deux jours après la malade que j'avais été appelé à soigner, son *beau-frère à peine arrivé de voyage, avait ressenti les premières atteintes du même mal ;* chez lui aussi (il me fut donné de le voir), pas de signes stéthoscopiques bien grands de la poitrine, mais un abattement, une fièvre intense, de la diarrhée, un peu d'albumine dans les urines. L'antisepsie intense par le salol et de continuelles inhalations d'essence d'eucalyptus pendant plusieurs jours, contribuèrent à le tirer d'affaire, mais six mois et plus après, ce malade expectorait encore des crachats infectés comme dans la période aiguë de la maladie ; néanmoins, bien que du fait de cette particularité, l'antisepsie de la maison qu'il habitait fût difficile, la désinfection ne pouvant être continue, il ne se présenta pas d'autre cas parmi les enfants et les autres membres de la famille que l'on avait du reste isolés dès l'abord.

La contagiosité de cette épidémie résidait en effet dans les crachats; nauséabonds, sanieux, grisâtres; ils se montraient au microscope infectés par les tétragènes, les pneumocoques.

Observation XXXII. — *Kotzine*, d'accord avec Levacheff, Mosler, Finkler, considère la pneumonie comme contagieuse. Aussi en demande-t-il la désinfection. Il rapporte à l'appui de son opinion 4 cas de petites épidémies de pneumonie. *Dans les maisons où il y avait une pneumonie, d'autres personnes de la famille contractaient aussi la pneumonie* au bout de quelques jours.

Observation XXXIII. — *MM. Lop et Monteux* ont pu suivre, de décembre 1896 à mars 1897, une épidémie de pneumonies infectieuses qui a sévi dans 3 immeubles contigus de la rue de la République à Marseille.

Le nombre des malades a été de 25. Onze décès. *Chez la plupart des cas on retrouve la contagion directe.* L'évacuation des locaux contaminés, a, comme dans les épidémies de ce genre, fait cesser le mal.

Observation XXXIV. — Herr (1) à Wetzlar. 1° Une *femme qui a soigné son mari* mort de pneumonie, *tombe malade huit jours* après et meurt.

2° Un *frère prend une pneumonie au lit de mort de son frère* atteint de cette maladie, et meurt aussi.

Jelley (2) rapporte le cas d'un mari atteint de pneumonie qui *transmet la maladie à sa femme et celle-ci contagionne sa sœur qui la soigne.*

(1) In Mendelsohn.
(2) *Id.*

Ces observations que nous pourrions facilement multiplier montrent suffisamment que la *pneumonie peut se transmettre par contagion directe.*

CONTAGION PAR VOIE INDIRECTE. — Dans d'autres circonstances, plus rares il est vrai, ce n'est plus par contagion directe que se propage la pneumonie, mais bien par *contagion indirecte.*

Les vêtements, draps, objets divers ayant été en contact avec le malade suffisent à propager la maladie.

Une personne saine peut également servir de véhicule au germe.

Ces différents modes de contage se retrouvent dans les observations que nous rapportons ci-après :

OBSERVATION XXXV. — *Mendelsohn* (1). A la clinique de la Charité de Berlin, un typhoïsant à peu près guéri, était couché dans le voisinage d'une fenêtre. On le déplaça pour lui donner un autre lit de la même salle. Quelques jours plus tard la fièvre se rallume ; il y a de la matité à la base du poumon droit. Huit jours après il meurt et l'on constate à l'autopsie une pneumonie du lobe inférieur du poumon droit.

Dans le lit que ce malade était venu occuper, avait été couché jusqu'à ce jour un malade qui avait eu une pneumonie grave et que l'on avait fait passer dans une salle réservée aux convalescents. Mendelsohn ajoute que l'on avait naturellement mis de nouveaux draps à ce lit ; mais qu'on n'avait pu changer le sommier, les bois de lit auxquels était resté fixé le contage.

OBSERVATION XXXVI. — *Flindt* (2). Dans le village de Torup, un homme âgé de 47 ans contracte une pneumonie le 4 mai 1883 et meurt le 9.

(1) In Netter. *Arch. gén. de méd.*, 1888.
(2) In Netter. *Arch. gén. de méd*, 1888.

La sœur de cet homme habite une cabane isolée distante de 2 kilomètres. Cette femme, le jour de la mort, prête à sa belle-sœur quelques draps et quelques couvertures de laine.

Quatre semaines plus tard, elle revient chercher ces effets dont quelques-uns avaient servi à couvrir le corps du défunt. *Ces draps ne furent pas lavés et furent employés pour le lit de l'enfant adoptive âgée de 4 ans et 9 mois.*

Le 10 juin 1883, *cette enfant fut atteinte de pneumonie.*

Elle n'avait pas quitté la chambre depuis au moins trois semaines.

Observation XXXVII. — *Flindt* (1). Le 3 avril, une petite fille âgée d'un an et demi est prise de pneumonie à Trajenberg. Elle n'a jamais été en rapport avec des pneumoniques. Il n'y en a jamais eu parmi les membres de la famille. Depuis huit ans on n'en a observé ni dans la maison ni dans le voisinage.

Le père de cet enfant est tapissier et on *l'a chargé de réparer un vieux fauteuil qui appartient à une personne convalescente de pneumonie* et sur lequel ladite personne s'asseyait fréquemment.

La *pneumonie éclatait trois jours après l'introduction de ce fauteuil dans la maison du tapissier.*

Observation XXXVIII. — *Flindt* (2). Le 2 mars 1882, une petite fille de 3 ans est prise de pneumonie. Depuis deux mois elle n'a pas quitté la maison. *Son père*, bûcheron, se rend tous les jours à la forêt. A l'aller ou au retour *il a l'habitude de s'arrêter dans la maison d'un de ses camarades dont la fille a une pneumonie depuis* le 21 février.

Observation XXXIX. — *Flindt* (3). Une femme de 51 ans est atteinte de pneumonie le 2 février. Depuis 4 semaines elle

(1) In Netter. *Loc. cit.*
(2) In Netter. Contagion de la pneum. *Arch. gén. de Méd.*, 1888.
(3) *Id.*

n'a fait aucune visite et sa seule sortie remonte à quinze jours, date à laquelle elle s'est rendue à l'église.

La *fille de cette femme est en service* dans un village du voisinage et *sa maîtresse a eu une pneumonie* le 20 janvier.

Cette fille, qui n'a jamais été malade, n'a cessé de *rendre des visites à sa mère et a passé quelques nuits dans sa maison.*

Observation XL. — *Flindt.* Dans une ferme absolument isolée, une petite fille âgée de deux ans est prise de pneumonie le 28 février 1882. Jamais cette enfant n'est sortie de la ferme et n'a été en rapport avec des pneumoniques. Les parents, de leur côté, n'ont pas quitté la ferme pendant plusieurs semaines.

Mais *tous les jours vient dans cette ferme un chauffeur dont le fils a une pneumonie* depuis le 23 février. *L'enfant pénétrait dans la pièce où travaillait ce chauffeur et jouait régulièrement avec lui.*

Observation XLI. — *Carlotti,* observation recueillie dans le service de M. Gaucher.

T. F..., âgé de 44 ans, gardien de la paix, entre le 3 mai à l'hôpital Saint-Antoine, pour une sciatique double.

Tous les lits de la salle Marjolin étant occupés, on le place sur un brancard.

Pas d'antécédents héréditaires.

Antécédents personnels : bonne santé antérieure ; depuis quelque temps, adénite cervicale et sous-maxillaire du côté droit, déjà opérée. Jamais de pneumonie.

Actuellement sciatique double. Traitement : siphonage, antipyrine...

Le 7 mai, M. L..., *occupant le lit n° 13*, de la salle Marjolin, *sort guéri d'une pneumonie fibrineuse aiguë.* On *donne le lit n° 13 à* T. F..., après avoir changé les draps, mais *sans avoir désinfecté la literie.*

30 mai. T. F..., éprouve de la fatigue et du malaise général dans la soirée.

31 mai. Immédiatement après la visite, il est pris d'un grand frisson. Le thermomètre placé dans l'aisselle marque 40°3... La pneumonie évolue.

Le 4 juin. Dyspnée très vive, le malade parle très difficilement.

Mort dans l'après-midi.

A l'autopsie : Hépatisation rouge caractéristique des deux bases.

Foie mou, volumineux, présentant tous les caractères du foie infectieux. Reins atteints de néphrite infectieuse.

Dans certains cas l'agent intermédiaire n'apparaît pas d'une façon aussi nette que dans les observations précédemment citées ; quel que soit le mécanisme par lequel se produit alors la contagion, il est aujourd'hui acquis que l'on peut le faire rentrer dans la catégorie de la contagion par voie indirecte : suivant que les pneumocoques auront été véhiculés par des poussières atmosphériques ou accolés aux parois de la salle infectée, suivant que le personnel de service se fait l'agent involontaire du contage en allant d'un pneumonique à un individu non encore touché par le pneumocoque, on aura différents modes de contagion, mais qui font partie du *même groupe par voie indirecte.*

Telles sont les observations que nous rapportons maintenant :

Observation XLII. — Bezançon (1). V..., âgé de 32 ans, atteint depuis 5 ans de diabète maigre, entre le 1er octobre 1887 dans le service de M. Proust, à l'Hôtel-Dieu. Son diabète est grave et dès le milieu du mois, l'urine donne au perchlorure de fer la réaction de l'acétonurie.

Le 3 novembre. On constate chez le malade, *à la base du poumon droit, de la matité, du souffle et des râles crépitants.*

La température 37°,8, et 37°,6, est sensiblement plus élevée que les chiffres hypothermiques des jours précédents. Il meurt le 4 novembre à 8 heures du matin.

A l'autopsie l'on constate une *hépatisation du lobe inférieur du poumon droit* : hépatisation rouge avec îlots rougeâtre gris et marbrures hémorrhagiques.

L'examen microscopique montre dans le suc de la région hépatisée comme dans les bouchons fibrineux des bronchioles, *des pneumocoques lancéolés encapsulés.* Les cultures ont prouvé la présence exclusive de ces microbes dans le foyer hépatisé.

Il était couché au lit n° 9 de la salle Saint-Thomas.

Ce lit est situé dans une petite chambre de 8 lits.

Il n'était entré dans cette chambre aucun pneumonique depuis le mois de juillet. *Mais le 29 octobre on couchait au n° 8, dans le lit contigu à celui de V..., un vieillard de 70 ans, entré au sixième jour d'une pneumonie du sommet gauche,* pneumonie terminée par guérison le 2 novembre.

Observation XLIII. — *Secrétan* (2). *Au lit n° 3* de la salle F. 21, était couché depuis le 4 juin, un phtisique avancé, nommé G... Le poumon gauche était surtout malade. Son lobe inférieur était infiltré et offrait des phénomènes amphoriques très nets. Le sommet droit n'était pas indemne non plus et présentait de nombreux râles. Les deux bases étaient libres de

(1) In Netter. *Arch. gén. de Méd.*, 1888.
(2) In Netter, *Arch. génér. de Méd.*, 1888.

toute modification. La corde vocale gauche était ulcérée à la base. Le pronostic était absolument fatal sans toutefois l'être à bref délai, car les forces étaient encore assez bien conservées.

Le 21 juin entre dans mon service un nommé Ch.., *voiturier ambulant atteint de pneumonie aiguë* du lobe inférieur gauche avec un degré très avancé d'adynamie. *Il est placé dans le lit n° 1* de la salle F. 21, voisin médiat, par conséquent, de G... Il meurt le 23 juin et l'autopsie confirme le diagnostic.

Le 27 notre premier malade prend une forte fièvre. Il a le matin 39°,1. Il avait jusqu'alors une fièvre hectique avec exacerbations vespérales. Le lendemain 28 il survient du délire, *puis une expectoration franchement pneumonique.*

Le 29 au matin, à la visite, nous constatons une infiltration très nette du lobe inférieur gauche ; souffle bronchique, vibrations vocales conservées, râles douteux, matité sympathique remontant jusqu'à la pointe de l'omoplate. Il n'y avait pas à hésiter, G... avait une pneumonie aiguë du lobe inférieur gauche. Il ne tarda pas y succomber dans l'après-midi du même jour. *Et l'autopsie révéla, outre la tuberculose pulmonaire, la pneumonie fibrineuse diagnostiquée pendant la vie.*

Observation XLIV — *Méry* (1). Le nommé D... Jacques, est couché *au n° 13* de la salle Rostan depuis le 17 juin 1887, pour une fièvre typhoïde de moyenne intensité. Le 8 juillet, rechute après trois jours d'apyrexie. *Le 18 il est pris d'un frisson violent qui se reproduit le 19.* Le 20, on constate au sommet droit les *signes d'une pneumonie...* Il meurt le 24 et l'autopsie permet de constater l'hépatisation complète du lobe supérieur du poumon droit.

Au lit n° 9 de cette salle, séparé par un intervalle de 5 lits, *a été couché du 15 mars au 19 juillet,* le nommé *Simonin Etienne atteint de pneumonie gauche* terminée par la mort.

(1) In Netter, *Arch. gén. de Méd.* 1888.

Lancereaux (1) rapporte six cas de contagion de pneumonie dans une salle de son service à la Pitié. *Cette salle* (salle Piorry) *était infectée par la présence de nombreux pneumoniques entrés pendant le mois de février.*

Sur les six cas de contagion qui se produisirent presque simultanément alors, nous en considérons quatre comme produits par voie indirecte.

Observation XLV. Le premier est celui d'un homme de 62 ans soigné pour lésions syphilitiques. Début brusque, point de côté, dyspnée extrême ; mort le troisième jour ; pleurésie séro-fibrineuse suppurée à pneumocoques.

Observation XLVI. — Second cas : homme de 47 ans, très robuste, soigné pour paralysie saturnine, couché au n° 54. Pneumonie. Pas de crachats pneumoniques ; mort le dix-septième jour ; autopsie.

Observation XLVII. — Troisième cas : homme de 47 ans, couché au n° 50, soigné pour gastrite. Pneumonie, plusieurs frissons légers ; expectoration abondante sans caractère pneumonique ; subictère ; agitation ; délire ; mort le septième jour. Autopsie.

Observation XLVIII. — Quatrième cas : homme de 57 ans, couché au n° 43. Soigné pour insuffisance hépatique. Pneumonie, mort à la fin du second jour. Autopsie.

Observation XLIX. — *Wynter-Blyth* (2). Plusieurs personnes de la famille d'un fermier sont atteintes de pneumonie ; le

(1) *Sem. Méd.*, 1888 (août).
(2) In Mendelsohn : *Zeitchrift f. klinische medicin*, t. VII.

fermier meurt après deux jours de maladie. La fille de ferme qui était en bonne santé, *retourne dans son pays, où sa sœur mariée prend la pneumonie* peu de temps après.

OBSERVATION L. — *Kühn*. Pendant l'épidémie de Moringen, *les inspecteurs d'un établissement, restés sains, infectent les membres de leur famille* qui n'ont jamais mis les pieds dans l'établissement.

Kuhn *lui-même tombe malade, puis son cocher qui lui nettoyait ses habits, puis la bonne qui avait pris cette fonction et enfin la petite fille du médecin* (4 ans) qui se suspendait à lui, avant qu'il eût pu faire nettoyer ses vêtements, quand il rentrait de l'établissement.

OBSERVATION LI. — *Sergent*(1). Leprince, 49 ans, peintre, entre le 21 janvier 1893, à l'hôpital Saint-Antoine, dans le service de M. Gaucher, salle *Marjolin*, nº 17, pour un malaise général datant de dix ou douze jours.

Le soir de son entrée, il se plaint d'un point de côté siégeant à droite ; il éprouve de la gêne à respirer, le thermomètre dans l'aisselle marque 39°, faciès pneumonique.

On trouve du souffle bronchique et des râles crépitants dans le lobe supérieur droit ; on constate de la congestion à la base droite et dans presque tout le poumon gauche.

Les crachats sont visqueux, adhérent au vase et contiennent de nombreux pneumocoques.

Mort le 28 janvier.

Lacrut (Alexandre), 52 ans, marbrier, occupe depuis le 20 janvier *le nº 18* de la salle Marjolin.

Il ne présentait, à son entrée, qu'un léger emphysème et était considéré comme peu malade.

27 janvier. A la visite du matin, *il se plaint d'avoir* passé une

(1) In Carlotti.

mauvaise nuit; il a *de l'oppression et accuse des frissons.* Le 27 au soir, il est dans le même état ; température 37°8.

Le 28 janvier. Plus mal que la veille. Mort à 5 heures 1/2.

L'autopsie montre chez le *n° 17 de l'hépatisation* grise du lobe supérieur du poumon droit, et chez le *n° 18 de l'hépatisation grise typique* du poumon droit dans toute son étendue.

Observation LII. — *Mendelsohn.* Un *malade arrive en pleine dothiénentérie* dans une *salle contenant plusieurs pneumonies graves.*

La dothiénentérie évolue bien, mais au début de la période de défervescence, la température remonte. On perçoit de la matité à la base droite. *Le malade meurt de pneumonie.* A l'autopsie on constate de l'hépatisation de la base droite (lobe inférieur).

Observation LIII. — *Mouisset* relate une petite épidémie de pneumonie qui s'est produite dans son service en dix jours. Il a vu se déclarer *quatre pneumonies chez des malades en traitement depuis longtemps dans le service* et occupant des lits voisins les uns des autres. Il en conclut qu'il y a eu contamination par des crachats desséchés.

Observation LIV. — *Herr* (1). Dans une maison de Wetzlar un homme habitant le *rez-de-chaussée* fut atteint d'une pneumonie terminée par la guérison. Quinze jours après survint une autre pneumonie dans la famille habitant le *premier étage.* Cette fois la pneumonie fut suivie de mort.

La famille ainsi éprouvée quitta l'appartement dans lequel une *nouvelle famille emménagea* cinq semaines plus tard. Au bout de huit *jours un membre de la nouvelle famille fut pris à son tour de pneumonie.* C'était une femme dont *le lit était placé dans l'alcôve où se trouvait auparavant le lit de la personne décédée.*

(1) Netter. *Arch. génér. de Méd.*, 1888.

Dans cette dernière observation il est deux notions extrêmement importantes à retenir : d'abord la possibilité du transport du germe d'un point à un autre, d'étage à étage, ce que nous connaissons déjà par les cas précédemment rapportés; et ensuite une propriété particulière du contage pneumonique : son aptitude à conserver longtemps sa virulence.

Ainsi la transmission de la pneumonie par contagion indirecte se fait sans doute *le plus souvent au cours de l'affection pneumococcique primitive* ; *mais elle peut se faire plus tardivement* comme le démontrent encore les faits suivants :

Observation LV. — *Netter* (1). Georgette, âgée de 7 ans et demi, entre le 12 juillet 1887 à l'hôpital Trousseau pour une pneumonie qui a débuté le 10 juillet.

Du *24 juin au 12 juillet Georgette a couché dans le même lit que sa sœur Louise qui a eu une pneumonie le 24 mai.* Louise est entrée à l'hôpital Trousseau, le 26 mai, et n'est revenue à la maison que le 24 juin, car elle avait eu la rougeole pendant sa convalescence.

Que Georgette ait été contaminée par Louise au début de sa maladie (dans les 2 premiers jours), ce qui serait bien extraordinaire, ou au contraire à son retour, ce qui est bien plus vaisemblable, dans tous les cas il faut admettre que *le contage pneumonique a conservé son activité pendant 50 jours* au moins après la guérison.

(1) Observé par M. Netter dans le service de M. Cadet de Gassicourt. In *Arch. gén. de Méd.*, 1888.

Voici une observation encore plus nette, et qui prouve une persistance plus longue de l'activité du contage.

Observation LVI. — *Flindt* (1). Une famille de 6 personnes habitait à Brundby une maison dans laquelle il n'y avait pas eu de pneumonie depuis dix ans au moins.

Le 1er novembre 1880 le ménage s'accroît par suite de l'arrivée d'une famille de 4 personnes venues d'Orby.

Le *chef de cette seconde famille* a eu, il y a 20 mois, *une pneumonie dans le dernier village qu'il vient de quitter.*

Le *25 novembre, premier cas de pneumonie dans la famille originaire de Brundby. Second cas le 2 décembre.*

La première personne atteinte, belle-mère de celle qui avait eu la pneumonie à Orby, était âgée de 60 ans et depuis plus d'un mois elle n'avait pas quitté la chambre.

Netter montre également une famille transportant dans ses nombreuses pérégrinations le contage pneumonique, changeant trois fois de foyer dans le cours de quatre années et voyant un ou plusieurs de ses membres atteints de pneumonie dans chacune de ces résidences.

Observation LVII.—*Flindt* (2). Le ménage M... est composé de 9 personnes : le chef de la famille, fermier âgé de 36 ans, sa femme, quatre enfants et trois domestiques. Le père a déjà eu une première pneumonie à l'âge de 14 ans. *Il est atteint pour la seconde fois le 15 février 1878.* La maladie a une durée de 7 jours et demi.

(1) Netter. *Arch. gén. de Méd.*, 1888.
(2) In Netter. *Arch. gén. de Méd.*, 1888.

Peu de temps après la guérison du fermier, tout le ménage quitte Selsingarde et vient s'installer à Tannerup.

Le 15 novembre 1880, un des enfants, garçon âgé de 6 ans, présente les premiers signes d'une pneumonie gauche dont la durée est de 3 jours. Ce garçon n'était pas sorti depuis 3 semaines et n'avait pas antérieurement été en rapport avec d'autres personnes atteintes de pneumonie.

Au mois d'avril 1881, la famille quitte Tannerup et vient résider dans la banlieue de Trajneberg. Le 16 août, un second enfant, garçon âgé de 10 ans 1/2, *est pris de pneumonie* du sommet droit, qui guérit après avoir duré 5 jours.

Au début de décembre 1881, nouveau déménagement. La famille vient habiter Pilemark. Le 27 mai 1882, la pneumonie frappe le fermier qui se trouve atteint ainsi pour la troisième fois. La maladie dure 7 jours. Le *21 juin enfin, une petite fille de 3 mois est encore victime d'une pneumonie qui entraîne la mort le quatrième jour.*

Netter attribue de préférence la cause du troisième comme du second cas, au contage de la première personne atteinte, plutôt qu'à une contagion éloignée émanant de chacun des cas consécutifs. Quoiqu'il en soit, ce qu'il importe ici de remarquer, c'est la *conservation de la virulence du contage pendant 30 et 39 mois* suivant la première hypothèse, *pendant 3 mois, 9 mois et 1 mois* suivant la seconde.

Observation LVIII. — *Blanc* cité in Barbier relate l'histoire d'une épidémie de pneumonie survenue à la prison de Lyon.

Vingt personnes sur 600 détenus sont frappées.

Ce sont uniquement des hommes, or il n'y a aucune communication entre le département des hommes et les salles de détention des femmes.

L'épidémie serait venue du dehors:

En *décembre 1885, un nouvel arrivant était entré directement à l'infirmerie pour pneumonie.*

En *janvier 1886*, deuxième cas chez un prisonnier amené le 8.

En *février 3e cas* ; puis marche croissante de l'épidémie jusqu'au moment où l'on adopte d'énergiques mesures de désinfection.

OBSERVATION LIX. — *Chaumier* (1) fait connaître qu'il a soigné *en avril* 1882 en même temps une femme et un domestique ; *en juillet*, le mari est atteint à son tour de pneumonie.

On voit par les exemples précédents combien peut varier la durée de la période de contage pneumonique.

Netter qui a analysé les observations de Flindt et Chaumier arrive, dans son mémoire si documenté (*Arch. gén. de méd.* 1888), à cette conclusion que vraisemblablement :

« *Après un intervalle de deux années, on pourra généralement se flatter d'être à l'abri de la contagion à longue échéance.* »

En effet, dans les observations citées plus haut, la seconde pneumonie est survenue :

L'année même..........	76	fois sur 100.
L'année suivante........	15	—
La troisième............	4	—
La quatrième...........	4	—

(1) Congrès de Blois, 5 sept. 1884.

Enfin, d'après Netter encore, le contage, quoique résistant à l'air libre, perd assez rapidement son activité.

Entre le 1er cas et le suivant, sur 100 cas, l'intervalle est de moins d'un an 42 fois sur 55, soit 76,4. Et sur 100 cas survenus dans moins d'une année, 72 apparaissent moins de 8 jours après le premier malade.

Nous avons vu par quel mécanisme le pneumocoque se frayait une voie d'un organisme malade ou sain au poumon d'un sujet chez lequel il détermine une pneumonie pulmonaire.

Transmission de la pneumonie de la mère au fœtus. — Il est encore un mode de contage extrêmement intéressant : la transmission de la pneumonie de la mère au fœtus.

Thorner a publié un cas assez détaillé, cité par Netter dans les *Archives générales de médecine* de 1888.

Strachan et Marchand ont remarqué des faits analogues.

Mais le premier cas bien complet dont l'observation nous ait été transmise, est celui de Netter (1).

Depuis, les observateurs (Lévy, Viti, Birch-Hirchfeld, Delestre) ont signalé des cas nouveaux qui, sans être tous aussi précis, n'en permettent pas moins d'établir avec les précédents la transmission de la mère au fœtus.

Nous reproduisons ici quelques-uns de ces exemples :

(1) Société de biologie, 9 mars 1889.

OBSERVATION LX. — *Thorner* (1). Une femme, âgée de 29 ans, enceinte pour la troisième fois, accouche le 16 février 1884, à 2 heures du matin, d'une fille pesant 2900 grammes. Cette femme a déjà eu une pneumonie dans son enfance.

Dans les derniers jours de sa grossesse cette femme paraît avoir été exposée aux refroidissements et se sentait souffrante.

Le 16 février, elle frissonne. On constate l'existence des vésicules d'herpès sur la lèvre inférieure. L'exploration de la base droite fait percevoir de la matité avec respiration rude et râles sous-crépitants. Les vibrations thoraciques sont exagérées : *ce sont les signes d'une pneumonie* en voie de résolution. Il y a de la submatité à la base gauche. Température le matin : 40°; le soir, 39°1.

Le 17. L'herpès est desséché.

Le 19. On constate à la base droite des râles humides à la fin de l'inspiration.

Le 21 au soir 37°5. La matité diminue progressivement et a disparu le 22.

La malade n'a jamais craché. *L'enfant, malade au moment de la naissance, meurt le 17 à 3 heures et demie.*

A l'autopsie on constate l'existence de liquide sanguinolent dans le péritoine, les plèvres, le péricarde. Le lobe supérieur gauche est plus volumineux et plus ferme. Il est absolument privé d'air et enfonce sous l'eau. La coupe présente une coloration rouge brun. Le raclage fait sourdre un liquide trouble puriforme. La rate est à peine tuméfiée.

Les coupes de ce lobe montrent *l'existence de fibrine dans les alvéoles* en même temps que celle de globules rouges et blancs et de cellules épithéliales.

A l'aide de la méthode de Gram on constate l'existence d'une *quantité de microbes dans les alvéoles*, les uns libres dans l'exsudat, les autres inclus dans les cellules. Les mêmes micro-

(1) Ein Fall von pneumonia crouposa congenita (*Thèse* de Munich, 1884.)

bes se retrouvent le long des vaisseaux et dans la gaine lymphatique, dans la lumière des vaisseaux sanguins, dans les bronchioles, dans le tissu interalvéolaire.

Ils sont surtout en diplocoques, mais forment aussi des chapelets plus longs. Ils ont une forme arrondie et sont entourés d'une auréole que l'on ne peut colorer.

Ce sont bien des pneumocoques.

Observation LXI. — *Netter* (1). M..., âgée de 33 ans, entre, le 21 février 1889, dans le service de M. Gombault, que j'ai l'honneur de remplacer.

C'est une femme vigoureuse, qui n'a jamais été malade et qui a déjà mené à terme cinq grossesses. Elle est enceinte depuis près de huit mois.

Le 18 février, elle a été prise d'un frisson violent avec point de côté très pénible. En même temps a paru la fièvre.

A son entrée, on constate les signes d'une *pneumonie franche du sommet droit*. La dyspnée est marquée, la température est de 40°. Les signes fournis par l'auscultation et la percussion sont aussi nets que possible. Il n'y a pas d'expectoration. Le troisième jour de la pneumonie a paru une éruption confluente d'herpès dont les groupes ne sont pas cantonnés seulement au pourtour des lèvres, mais occupent aussi le pavillon de l'oreille gauche.

L'auscultation de l'abdomen démontre que le fœtus continue à vivre. La malade a conscience de ses mouvements.

Les jours suivants, la pneumonie évolue d'une façon normale. Dans la nuit du sixième au septième jour, défervescence qui fait tomber la température de 40° à 36°,8.

Le 26, à 5 heures du matin, la malade ressent les premières douleurs.

A 9 heures, elle accouche sans difficulté. L'enfant, du sexe

(1) In séance du 9 mars 1889. Société de Biologie.

féminin, se présente par la tête. Il paraît bien conformé. La délivrance se fait régulièrement.

Après l'accouchement, la malade ne se plaint en aucune façon de douleurs abdominales. Il ne survient aucune complication du côté du péritoine. La résolution de la pneumonie se fait de la façon la plus régulière. Mais il survient une parotidite suppurée du côté droit, dont la malade guérit fort bien, grâce à des incisions pratiquées de bonne heure.

L'enfant a paru assez bien portant les deux premiers jours. A partir de ce moment, il devient jaune, se refroidit. Il respire avec difficulté, bien que l'auscultation ne révèle aucun bruit anormal. Le 2, il est presque immobile et meurt le 3, à 7 heures du matin, âgé de moins de cinq jours.

L'autopsie révèle :

1° L'existence d'une *pneumonie* de la plus grande partie du lobe supérieur droit. Il s'agit d'une *hépatisation rouge vraie avec présence de moules fibrineux dans les bronches.* Une fausse membrane fibrineuse revêt le poumon hépatisé dont les fragments plongent sous l'eau.

Il y a de fausses membranes fibrino-purulentes dans les *deux cavités pleurales.*

Un exsudat fibrineux amène l'accolement des deux feuillets *du péricarde.* Un liquide fibrineux jaunâtre infiltre ces fausses membranes autour des vaisseaux qui partent de la base du cœur. Un liquide analogue se retrouve dans la gaine péri-vasculaire des gros troncs et est encore manifeste à la base du cou et autour de la sous-clavière gauche.

Les valvules du cœur sont intactes. Le ventricule et l'oreillette droite renferment un gros caillot fibrineux agonique.

Le foie, la rate, les reins, n'offrent rien d'anormal.

L'espace sous-arachnoïdien est infiltré par un exsudat fibrineux purulent, abondant, d'un jaune légèrement verdâtre ; cet exsudat est surtout marqué à la convexité du cerveau, mais on le trouve également à la base, sur le cervelet et à la surface de la moelle.

Dans les *deux caisses du tympan*, exsudat fibrino-purulent.

L'*examen microscopique* démontre qu'il s'agit d'une pneumonie fibrineuse.

La recherche des microbes permet de constater leur existence en grande abondance dans les points suivants :

1° Moules fibrineux du poumon ; 2° exsudat pleural ; 3° exsudat du péricarde ; 4° sang du ventricule gauche ; 5° caillot du cœur droit ; 6° pus de méningite cérébrale ; 7° pus de méningite spinale ; 8° sérosité des ventricules cérébraux ; 9° contenu de la caisse du tympan.

On trouve partout un même microbe, *coccus ovoïde, souvent nettement lancéolé, groupé par deux ou par chaînettes.*

Le microbe est entouré d'une capsule. Il résiste à la réaction de Gram. Il présente tous les attributs morphologiques du pneumocoque.

Ce microbe est aisément cultivé sur l'agar-agar, et nous avons pu poursuivre les *cultures* provenant de la méningite et du sang du cœur gauche. Les colonies obtenues sont minces, presque transparentes et appartiennent manifestement au *pneumocoque de Fraenkel.*

L'enfant a donc, sans aucun doute, succombé à une infection pneumonique qui a présenté des déterminations inflammatoires du côté du poumon droit, des plèvres, du péricarde, des méninges, de l'oreille.

Voilà donc bien une pneumonie chez ce nouveau-né imputable à une contamination d'origine maternelle par l'intermédiaire du placenta (1) ; en effet d'après les anatomistes et les accoucheurs, la *pneumonie lobaire des nouveau-nés est un accident très rare et on l'observe presque exclusivement dans des conditions semblables*

(1) Netter. — *Loco citato.* In Société de biologie, 9 mars 1889.

à celles que nous rencontrons ici, c'est-à-dire *chez des enfants de mères pneumoniques.*

D'autre part la *pneumonie chez notre enfant a été infectante. Les agents pathogènes existaient dans le sang.*

Enfin, la pathologie expérimentale prouve, sans contestation possible, la transmission d'une infection pneumonique de la mère au fœtus.

Observation LXII. — Dans l'observation de Marchand (1), l'accouchement a lieu à terme, deux ou trois jours après le début de la pneumonie de la mère.

L'enfant est pris bientôt après de pneumonie du lobe inférieur droit.

On constate à l'autopsie une hépatisation rouge uniforme du lobe inférieur droit avec épanchement séro-fibrineux assez abondant dans la cavité pleurale.

Observation LXIII. — *Viti*, à l'autopsie d'un *fœtus à terme*, mort soixante-sept heures après sa naissance, trouva *une hépatisation rouge du poumon gauche* avec fausses membranes pleurales fibrineuses abondantes, une péricardite fibrineuse, une congestion intense de tout le péritoine et une tuméfaction de la rate.

Dans le sang, dans l'exsudat pulmonaire, dans la pulpe splénique, le raclage des séreuses, il constata la présence d'un diplocoque lancéolé sans mélange d'aucun autre microbe.

La mère avait succombé à une pneumonie double, trente heures après l'accouchement.

(1) Marchand. — Ein Merkwurdiger Fall von Milzbrand bei einer Schwangeren mit tœdlicher Infection des Kindes (*Arch. f. path. anat.*, 1887, cix).

Observation LXIV. — *Strachan* (1) ne donne pas beaucoup de détails anatomiques dans sa communication. L'enfant était au huitième mois et mourut le lendemain de l'accouchement. La mère guérit.

Observation LXV. — *M. Delestre*. (2) Le 8 janvier 1898, on amenait à la maternité de Beaujon, dans le service de M. le Dr Ribemont-Dessaignes, une femme enceinte de sept mois, qui était dans le coma avec une hémiplégie gauche.

Elle est âgée de trente-trois ans, s'est toujours bien portée et a eu quatre grossesses antérieures.

Comme tout renseignement, nous apprenons qu'elle est dans le coma depuis le matin.

En l'examinant, on constate l'hémiplégie gauche, avec perte des mouvements et de la sensibilité de ce côté ; déviation de la face et des yeux à droite.

Pas d'albumine dans les urines.

Rien au cœur.

Temp. 39 degrés.

L'enfant était vivant ; et comme à l'examen obstétrical, on constata un commencement de travail, la provocation rapide de l'accouchement fut résolue.

Le col fut dilaté avec la main, et l'enfant se présentant par le siège fut extrait par l'abaissement successif des deux pieds et la manœuvre de Mauriceau.

Cet enfant ne tarda pas à crier ; il pesait 2050 gr.

La délivrance fut faite immédiatement, la respiration de la malade paraissant s'embarrasser, et sa peau se cyanosant.

Les phénomènes d'asphyxie allèrent en s'accentuant rapidement, et malgré tous les moyens auxquels on eut recours : saignée, injection de sérum, inhalation d'oxygène, la malade ne tarda pas à succomber une heure après son arrivée à l'hôpital.

(1) Acute pneumonia in utero. (*British médical journal*, 1885.)
(2) In Société de biologie. 1898.

Quant à l'enfant, il parut se bien porter le premier jour et prit le sein, mais le soir du second jour, il refusa de téter, sa peau prit une teinte subictérique, il eut quelques convulsions, et mourut le matin du troisième jour.

Autopsie de la mère. Les viscères abdominaux ne présentent rien à noter.

Il existe dans *les deux poumons de l'hépatisation rouge du lobe inférieur.* Ils sont de plus, recouverts, tous deux, de fausses membranes verdâtres fibrineuses, sans que la cavité pleurale contienne de pus liquide.

Pas d'endocardite ni de péricardite.

La pie-mère cérébrale est congestionnée. Elle est recouverte par un exsudat fibrineux, louche, puriforme, principalement au niveau des sillons vasculaires. Cet exsudat, ainsi que le liquide céphalo-rachidien, prélevé dans les ventricules latéraux, sont examinés directement sur lame.

On y trouve en abondance et à l'état de pureté le pneumocoque de Talamon-Fraenkel.

Autopsie de l'enfant. On trouve un foyer d'hépatisation à la base du poumon droit.

La pie-mère cérébrale est très vascularisée.

Il existe à la surface des hémisphères un exsudat gélatiniforme légèrement louche, abondant surtout au niveau de la scissure de Sylvius.

L'*étude bactériologique* nous montre par l'examen direct sur lame le *pneumocoque de Talamon-Fraenkel* a l'état de pureté dans :

1° Le *sang puisé dans le cœur;*

2° *L'exsudat gélatiniforme recueilli à la surface du cerveau;*

3° Le *liquide céphalo-rachidien ;*

4° Un *frottis de pulpe de rate.*

De plus, des fragments de poumon hépatisé, du foie et de la rate sont fixés dans le sublimé acétique, et l'on retrouve dans les corps de ces trois organes : le *pneumocoque de Talamon-Fraenkel*

TRANSMISSION DE LA PNEUMONIE DE LA MÈRE A L'ENFANT PAR L'ALLAITEMENT. — Il est enfin un dernier mode de contage possible pour lequel les observations sont peu nombreuses, mais qui se trouve cependant parfaitement établi par les cas relatés dans la communication de Bozzolo à l'Académie de Turin, et la thèse inaugurale de Aymard (Paris 1891).

OBSERVATION LXVI. — *Bozzolo* a observé une femme qui nourrissait son enfant depuis six mois quand elle fut prise subitement de pneumonie franche du côté gauche, bientôt suivie d'une endocardite et d'une seconde pneumonie du côté opposé. *Dans son lait il démontra par l'examen direct et expérimentalement la présence de nombreuses colonies de diplocoques lancéolès.*

L'enfant resta indemne.

Cette observation, publiée quelques mois après les expériences de Foa et Ufreduzzy, montrant l'*infection des jeunes cobayes nourris par le lait des mères inoculées* avec des cultures de pneumocoques, fut reprise par *Aymard*, en 1891.

Il avait observé dans le service de M. le professeur Pinard le cas que nous allons rapporter en l'empruntant à sa thèse inaugurale, et il répeta les expériences d'infection de jeunes souris et lapins par le lait des mères auxquelles il injectait préalablement des cultures de pneumocoques.

OBSERVATION LXVII. — *Aymard*. Victorine A..., 19 ans, entre à la salle de la Maternité Baudelocque, service de M. le professeur Pinard, à 7 heures du soir, le 29 mars 1891.

Elle accouche le 30 mai à 4 heures du matin d'un enfant

vivant pesant 3,210 grammes. L'accouchement et la délivrance n'ont rien présenté de particulier.

A son entrée la femme toussait un peu depuis assez longtemps.

Les trois jours qui suivent l'accouchement, c'est-à-dire les 30, 31 mars et le 1er avril la mère se porte très bien. La température oscille entre 36,8 et 37,2. Les suites de couches sont normales, et l'enfant qui, lui aussi, se porte très bien, est allaité par la mère.

Le 2 avril, la femme a un frisson violent, le matin la température avait été normale, 38,6.

Le soir, apparaît à droite un point de côté assez intense, puis de la dyspnée. La toux devient quinteuse et fréquente. *Pas d'expectoration.* La nuit est très agitée. L'enfant est toujours avec la mère.

Le 3 avril au matin, la température s'élève à 39°. Dans la soirée l'agitation est plus grande, la respiration est haletante courte, fréquente; *on décide de faire passer la malade au pavillon d'isolement ; et son enfant qui avait tété sa mère jusqu'à ce moment, est confié à une nourrice.*

La mère présente une dyspnée de plus en plus intense. M. Potocki, chef de clinique, trouve à l'auscultation quelques râles crépitants au sommet droit et au-dessous du souffle tubaire se prolongeant dans toute l'étendue du lobe inférieur. Le visage est cyanosé ; la malade a des sueurs abondantes. Le soir le pouls bat 128 fois et la température est à 39°. La malade tousse toujours et rend des crachats hémoptoïques caractéristiques. On applique des ventouses au côté droit.

Le 4 avril. — On perçoit toujours le souffle tubaire à droite jusqu'au milieu du dos. Matité à ce point. Au sommet droit, quelques râles. Rien à gauche.

La température s'élève le matin à 40°2 et le soir à 39°8.

Les lochies ne présentent rien de particulier. pas de douleurs dans le ventre; pas de diarrhée, la palpation abdominale ne révèle rien de particulier.

5 avril. La température s'élève ce matin à 40°8. La malade est très agitée ; elle a du délire de parole et d'action, de la carphologie.

A quatre heures du soir la température est à 41°3 et la malade meurt à cinq heures.

L'autopsie faite par M. le Dr Chambrelent montre que la *malade est bien morte d'une pneumonie lobaire franche.* Tout le lobe inférieur droit est le siège d'une hépatisation rouge caractéristique.

Comme nous l'avons dit, *l'enfant avait été séparé de sa mère* le 3 avril au soir, c'est-à-dire à peu près *trente-six heures après le frisson initial* ; et quatre jours et demi après l'accouchement.

Jusqu'au 5 avril, il ne présenta rien de particulier. Le 4 avril au soir il eut de la fièvre, un peu de diarrhée et prit moins bien le sein de la nourrice.

Le 6 avril *il est très agité, il a des vomissements ; il pâlit.*

Le *ventre est ballonné ; il y a de la diarrhée verte.*

L'enfant pousse des cris, il a des soubresauts convulsifs et des contractures.

Le 9 avril il paraît plus calme, et meurt ce jour-là à 6 heures du soir dans une sorte de coma.

L'autopsie est faite par M. le Dr Netter, professeur agrégé, qui *constate une péritonite fibrino-purulente et une méningite cérébro-spinale suppurée.*

Dans *le péritoine comme dans les méninges, il démontre la présence exclusive de pneumocoques.*

M. le professeur Pinard admit la possibilité de l'introduction du germe dans l'organisme de l'enfant par le lait maternel ; Aymard, dans les expériences citées à la suite de son observation, introduisit des pneumocoques dans l'organisme d'animaux en lactation et montra que les petits contractaient l'infection maternelle, le lait contenant les germes ainsi qu'il le constata par l'examen direct microscopique et l'expérience.

Nous ajouterons enfin un dernier cas.

OBSERVATION LXVIII. — En 1886, M. Marfan avait confié à M. Netter les fragments de poumon d'un nouveau-né qui, ainsi que sa mère, avait succombé le lendemain de leur entrée.

Les *lésions macroscopiques et microscopiques étaient celles de la pneumonie aussi bien chez l'enfant que chez la mère* et la recherche des microbes a montré à M. Netter la présence des *pneumocoques dans les parties malades*. M. Netter ne décide point si dans ce cas il y a eu transmission intra-utérine ou au contraire transmission par l'allaitement.

Causes dont l'influence s'exerce dans la contagion de la pneumonie

Il y a donc plusieurs modes de transmission; cependant on voit assez rarement la contagion se produire, comparativement à la fréquence des cas isolés. Il faut en effet prendre en considération deux causes qui jouent un rôle extrêmement important dans tout processus infectieux; nous voulons parler de la *virulence de l'agent infectant*, et de la *qualité du terrain ensemencé*.

Virulence du pneumocoque. — Ici, le pneumocoque, saprophyte pour l'individu dont il est l'hôte, peut subitement, sous certaines influences, devenir plus virulent; et la contagion est alors possible, que le sujet primitivement porteur du pneumocoque réagisse ou non lui-même.

Suivant les mois, suivant les années (Banti), on observé de sensibles variations dans la virulence des germes. Les éléments météorologiques ont également une action manifeste à cet égard.

Ziemssen (cité par Netter) a étudié particulièrement ce côté de la question et il est arrivé à cette conclusion, par l'examen de nombreuses statistiques, que dans toutes les villes un peu éloignées de la mer, le maximum de fréquence des pneumonies correspond aux mois de mars, avril et mai, le minimum à ceux de juillet et août.

Les trimestres d'hiver et du printemps donnent un chiffre qui est généralement double de celui des autres mois.

« Recherchant d'ailleurs quelles sont ces conditions météorologiques dont l'influence est la plus marquée et aussi de quelle façon ces modifications agissent sur la fréquence des pneumonies », Netter, après avoir examiné l'abaissement de la température, les brusques changements de température, la pression atmosphérique suivant qu'elle est élevée ou faible, ou qu'elle varie fréquemment dans le courant d'un mois, enfin l'influence de l'humidité, termine cette étude de la façon suivante : « les observations, dit-il, établissant la contagiosité de la pneumonie venant à se multiplier, certains auteurs se demandèrent si l'influence des saisons froides ne trouvait pas son explication dans cette particularité que, durant ces mois, *les hommes restent le plus ordinairement dans les maisons*, et que par suite, les occasions de contagion sont incomparablement plus nombreuses. *Nous croyons qu'il faut admettre une action sur la virulence du pneumocoque.* »

Nous savons que le microbe est plus ou moins résistant, plus ou moins virulent sous l'influence de causes diverses. En 1889, dans une communication faite à l'Académie des sciences le 18 février, M. Chauveau établit que les microbes peuvent être destitués de leur propriété virulente sans être privés de l'aptitude à la récupérer, et de son côté M. Bouchard dit : « Les microbes sont des êtres vivants ayant, non seulement des fonctions essentielles qui ne se modifient pas, mais susceptibles aussi d'avoir des fonctions accessoires au nombre desquelles est la virulence, fonctions qui peuvent être supprimées alors que les premières persistent. »

Parmi les agents capables de modifier la virulence du pneumocoque, nous connaissons la température, l'action de la lumière, etc. Il nous paraît légitime d'admettre que les conditions météorologiques ont une action sur cette vitalité et cette virulence, et par suite, exercent une influence marquée sur la fréquence et la gravité des pneumonies.

Dans les mois où la proportion des pneumonies est considérable, ces influences météorologiques renforcent la virulence du pneumocoque, et non pas seulement du pneumocoque en suspension dans l'air, accolé aux poussières provenant des crachats, mais aussi de celui qui séjourne dans la cavité bucco-pharyngée.

Netter (1) a inoculé systématiquement toutes les semaines, pendant trois ans, de la salive d'un sujet ayant eu autrefois une pneumonie. Cette salive était virulente dans les semaines correspondant à un chiffre plus élevé de cas pneumoniques. Suivant cet auteur il n'est pas possible encore de déterminer la part réelle de chacun de ces agents météorologiques. Il s'agit d'un problème extrêmement délicat, car certainement, plusieurs conditions interviennent à la fois et, sans doute, c'est d'une combinaison multiple, plutôt que de la prédominance d'un élément unique que résulte l'influence de ces modifications saisonnières.

Il faut tenir compte d'ailleurs du passage du germe à travers l'organisme humain qui suffit à réveiller son pouvoir pathogène dans toute son intensité ; on peut ainsi trouver chez l'homme, entre les deux extrêmes, entre le germe inactif et le germe virulent, de nombreux intermédiaires.

On pourrait (Lippmann) comparer l'état de santé, l'état normal à un véritable état d'équilibre entre les deux termes, organisme et parasite. Que cet équilibre se rompe, soit que l'organisme cède, soit que le parasite exalte sa virulence, une même cause produisant bien

(1) Netter. — *Loco citato.*

souvent ce double effet, l'infection est réalisée, la pneumonie se déclare.

Qualité du terrain, — Mais nous venons d'introduire un deuxième facteur dont l'action est capable, avons-nous dit, ou d'annihiler la virulence du germe, ou au contraire de préparer à ce dernier un excellent milieu de culture. Et c'est là une notion fondamentale dans l'histoire de la pneumonie, qui a renversé l'opinion généralement admise jusqu'à nos jours, à savoir que la pneumonie n'atteint que les gens robustes. Bien au contraire si nous examinons les conditions dans lesquelles se sont trouvés les malades contaminés dans les observations que nous avons pu rassembler, nous trouvons le plus souvent le *locus minoris resistanciæ.*

La porte peut être ouverte à l'infection par une moindre résistance constitutionnelle, ainsi qu'en témoigne l'étude particulière du Dr Marchoux : il a constaté, ainsi qu'un grand nombre de médecins des colonies, la sensibilité du nègre à l'égard du pneumocoque, et la diffusion rapide de la pneumonie parmi les noirs, comme si le sang de la race nègre était un milieu de choix pour la culture du pneumocoque.

Mais ce qui apparaît surtout nettement de l'étude des épidémies relatées par les différents auteurs que nous citons, c'est tantôt un état pathologique antérieur (syphilis, grippe), la misère physiologique (cas de M. Roudet (1), dépôt de mendicité d'Albigny), individus faibles,

(1) In Barbier.

débilités, vieillards, cachectiques, l'exposition à la poussière de charbon (Ballard), les débris irritants d'acier (thèse de Gauterot), etc.

Dans l'observation de Chaumier, la femme qui contracte la pneumonie en soignant son mari *souffrait depuis une huitaine de dyspnée asthmatique.*

Lancereaux qui rapporte les 6 cas survenus dans son service à la Pitié fait ressortir *l'influence des maladies antérieures chez les 4 malades* alités depuis quelque temps dans la salle, et pour les 2 autres sujets, d'une part *le surmenage*, chez l'infirmier de la salle, d'autre part un léger *état grippal* antérieur chez l'externe.

Il rappelle qu'en 1861, il eut également l'occasion d'observer une épidémie de pneumonie qui fit périr un assez grand nombre de *malades soignés pour toute autre maladie, la syphilis* notamment.

Mendelsohn remarque *l'influence de l'épidémie de dothiénenterie* de Florence en 1878, sur la multiplicité des cas de pneumonies qui n'étaient point des pneumotyphus, ainsi que les autopsies de Bonti le démontrèrent.

Le *défaut de ventilation* apparaît comme cause de l'épidémie survenue en octobre 1879-mai 1880 au Lazaret de Cologne : les hommes habitant des casernes exposées à des émanations.

Enfin Mendelshon rapporte *deux cas de dothiénentériques*, le *premier* arrivé à la période de défervescence *prend une pneumonie* mortelle en se couchant dans un lit occupé auparavant par un pneumonique; *le second* entre en pleine dothiénentérie dans une salle contenant plusieurs pneumonies graves, sa dothiénentérie évolue bien, mais au début de la période de défervescence, la température remonte et le *malade meurt d'une pneumonie* dont l'autopsie permet de confirmer le diagnostic.

L'observation de Schroter en 1858, rapportée par Netter, a trait à un valet de ferme atteint de rhumatisme articulaire aigu, *convalescent* et autorisé à passer hors de son lit quelques heures de la journée. A ce moment on ramène près de lui son père atteint de pneumonie gauche qui guérit; mais le fils qui avait partagé chaque nuit la couche de son père *est pris* au bout de huit jours *d'une pneumonie droite* qui met quinze jours à guérir.

Dans une épidémie de prison, dans le Kentucky, observée par Rodman, la *pneumonie provenait*, d'après cet auteur, *des émanations infectes des cellules* où les règles les plus élémentaires de l'hygiène étaient méconnues. Il en résultait par suite une *infériorité physique* chez ces prisonniers.

C'est aussi au *défaut de résistance individuelle* que Kühn (épidémie de la prison de Moring, Hanovre 1875-1876), attribue les cas de pneumonie dont furent frappés surtout les individus entrés en prison depuis moins de six mois et *non acclimatés par conséquent.*

Enfin il est permis d'admettre que les mêmes variations atmosphériques qui, d'un côté augmentent la virulence du pneumocoque, peuvent aussi pour une part contribuer à diminuer la résistance de l'organisme ; elles produiraient de la sorte les conditions les plus favorables à la contamination, expliquant ainsi la plus grande fréquence des pneumonies pendant les mois d'hiver et du printemps.

ETUDE CLINIQUE

Nous avons vu par quelles voies le pneumocoque, agent du contage pneumonique, est transmis au poumon dans lequel il va se développer. On peut se demander si les pneumonies transmises par contagion présentent, au point de vue symptomatique et pronostique, des caractères spéciaux. C'est ce problème que nous nous efforcerons de résoudre en nous basant sur l'étude des observations que nous avons pu rassembler.

Incubation. — La première question qui se pose est celle de la durée de l'*incubation*.

En relevant chez les auteurs les observations dans lesquelles nous pouvons déterminer l'incubation, nous trouvons :

Une période de 24 heures :

Dans les observations de *Massalongo* (Obs. XV), de *Flindt* (Obs. XIV) et dans une observation de *Riesell* (1).

Une période de 2 jours :

Dans les observations de *Rondel* (Obs. XXX) et de *Riesell* (1) :

S..., rentre le 25 mai à Eboldshausen. En regagnant

(1) In Netter, *loco citato*.

le village, il est pris en route du frisson initial de la pneumonie. Sa petite fille, atteinte de bronchite, veut absolument coucher dans le même lit que son père, et on est obligé d'y consentir. *Deux jours* après elle est atteinte de pneumonie et meurt au treizième jour. *Quatre jours* après le premier cas, la mère de S... est prise de pneumonie et succombe.

Dans deux observations de *Proby* (Obs. XXVI et Obs. XXVII) l'incubation est aussi de *deux jours*.

Dans l'observation de *Flindt* (Obs. XII) elle est encore de deux jours, ainsi que dans celle de *Chaumier* (Obs. XXI).

Une période d'incubation de 4 jours :

Dans les cas de : *Rondet* (Obs. XXX), *Riesell* (observation citée plus haut), de *Secrétan* (Obs. XXI), de *Besançon* (Obs. XLII).

Une période d'incubation de 8 jours :

Dans l'observation de *Schroter* (Obs. I), et enfin *de 10 jours* dans celle de *Van Dort* :

Un paysan de banlieue vient en ville rendre visite à un malade atteint de pneumonie. *Dix jours* après il est atteint de pneumonie qui guérit.

Une période de 11 jours d'incubation :

Dans l'observation de *Séglas :*

Une femme âgée de 62 ans, atteinte de pneumonie, est soignée par sa fille qui contracte la pneumonie au onzième jour et meurt comme sa mère de pneumonie.

Dans tous ces cas, pris parmi ceux que nous avons rassemblés et relatés d'une façon plus complète au chapitre de l'étiologie, nous voyons que l'incubation est relativement rapide, quoique d'ailleurs assez variable ; tantôt la période d'incubation est seulement de quelques heures, tantôt elle dure deux, trois, quatre et même cinq jours ; elle atteint exceptionnellement huit et onze jours.

Netter (1) qui a pris un chiffre moyen des observations où la durée de l'incubation peut être déterminée d'une façon précise, c'est-à-dire des cas dans lesquels le contact avec les pneumoniques a été très court et unique, *a fixé à cinq jours la durée moyenne de l'incubation.*

En analysant le nombre beaucoup plus considérable des observations dans lesquelles le contact avec les pneumoniques a été prolongé, il a obtenu une moyenne de *sept jours.*

Il en conclut que, jusqu'à un certain point, le pneumonique est ordinairement *contagieux le deuxième jour.*

Netter fait remarquer que la *contagiosité pendant la période d'incubation*, prouvée pour les fièvres éruptives par des observations concluantes, *paraît* également *démontrée pour la pneumonie par l'observation suivante :*

Stein. Vucinic, soldat au 16e de ligne, entre le 13 décembre 1883 à l'hôpital militaire d'Alt-Gradiska, pour un phlegmon de l'aisselle. Le phlegmon est incisé et la guérison est en bonne voie. Le 2 février, Vucinic est

(1) In *Arch. gén. de Méd.*, 1888, *loco citato.*

pris d'un frisson violent, et, le 3, on constate chez lui tous les signes d'une pneumonie du lobe inférieur droit.

Ce militaire n'a pas quitté l'hôpital. Il n'y a eu aucun cas de pneumonie dans le régiment, aucun dans la population civile de la ville. Avant le 2 février il n'a été soigné aucun pneumonique à l'hôpital.

Mais le 2 février, un autre soldat appartenant au 19e régiment, caserné à Bos-Gradiska, était pris de pneumonie. Ce soldat était entré le 29 janvier à l'hôpital pour un ongle incarné.

La compagnie du 19e, à laquelle appartenait ce dernier, envoya, du 2 au 13, sept soldats atteints de pneumonie.

Il y a de fortes présomptions tout au moins, ajoute Netter, pour faire admettre que le soldat du 16e régiment a été contaminé par le militaire du 19e, et dans ce cas il faut accepter que *la contamination s'est effectuée* au cours de la période d'incubation pendant les quatre jours qui se sont écoulés depuis l'arrivée de ce dernier à l'hôpital.

Pour ce dernier auteur la *qualité* du contage exerce une médiocre influence sur la durée de l'incubation. Il n'en est pas de même pour la *quantité* à laquelle il accorde une plus grande influence : « *Un contact intime tel que celui qui consiste à partager le lit d'un pneumonique, expose, à une contamination à une plus forte dose, et dans ces conditions la durée de l'incubation est abrégée.* »

M. Netter reconnaît enfin, indépendamment des autres

éléments qui exercent une influence indéniable sur la production de la pneumonie et qui peuvent modifier la période d'incubation, *l'action du refroidissement* : c'est à cette cause seule que dans l' 'servation de *Wagner* il croit devoir rapporter la brièveté de l'incubation :

« Un ouvrier passementier, âgé de 21 ans, prend un « bain froid le 5 septembre. Il manque se noyer, est retiré « presque sans connaissance. Le soir même il ressent un « point de côté et rend des crachats sanglants. A l'hôpital « de Leipsig on reconnaît une pneumonie gauche avec « pleurésie et péricardite. Cette pneumonie s'accompagne « d'ictère, de diarrhée, d'accidents adynamiques.

« Ce caractère typhoïde, bilieux d'une pneumonie ne « paraît pas être le fait d'une pneumonie à figure classi-« que.

« L'on va aux renseignements et l'on apprend que le « père de cet ouvrier est lui-même au lit pour une pneu-« monie lobaire dont le début remonte au 2 septembre. »

L'incubation de la pneumonie comme celle de la plupart des maladies contagieuses nous apparaît le plus souvent silencieuse, et c'est sa latence même qui est pour le public et a été pour le monde médical pendant si longtemps la raison de l'ignorance aujourd'hui dissipée, à savoir : la notion du caractère contagieux de la pneumonie.

Symptomatologie. — La pneumonie contagieuse est un fait accompli ; quelle *symptomatologie* particulière va-t-elle présenter ?

Le poumon d'un individu a été contaminé par le pneumocoque ; nous savons, par l'observation des auteurs, que la virulence de celui-ci est augmentée par le premier passage à travers l'organisme humain ; comme le terrain nouveau a le plus souvent peu de résistance, pour les raisons que nous avons signalées plus haut, il s'ensuit généralement que la pneumonie présente un caractère spécial de gravité.

Son début est à peu près celui de la pneumonie ordinaire ; frisson avec point de côté et toux ; cependant nous avons remarqué dans plusieurs cas que l'affection s'annonçait par de petits frissons multiples ; parfois même le frisson manque ainsi que l'élévation de température ; nous avons noté tantôt une douleur atroce au côté, tantôt absence totale de douleur ; les signes physiques diffèrent peu de ceux observés dans la pneumonie commune.

Les symptômes généraux étaient souvent inquiétants : ou bien délire de paroles et d'actes, agitation extrême, ou bien prostration absolue.

L'évolution garde généralement les caractères qui s'annoncent dès le début, les phénomènes s'accentuant le plus souvent, faisant parfois place à la déferveseence.

Lorsque celle-ci survient, elle se produit plus tard que dans les cas ordinaires, du 15e au 20e jour, et la convalescence est longue et traînante.

Au contraire, la terminaison fatale s'observe dans la plupart des cas ; elle a lieu à des époques variables, tantôt précoce, on l'a vue au 2e jour de l'affection (Lancereaux, Secrétan, Sergent), au 3e (Lancereaux), au 4e (Herr, Méry), au 5e (Lancereaux), au 6e (Bezançon), au 7e ou au 8e jour (Crouigneau, Lancereaux, Mendelsohn); tantôt tardive, l'affection se prolongeant 10 jours (Lemaire), 11 ou 12 (Proby), et même 17 jours (Lancereaux) et 23 (Carlotti).

Les complications ne sont pas rares ; nous avons remarqué dans les observations que nous avons rassemblées le passage assez fréquent et rapide à l'hépatisation grise ; nous avons signalé parmi les symptômes généraux habituels l'état du système nerveux souvent touché et se traduisant par du délire ou une adynamie complète.

Enfin dans quelques cas exceptionnels on a noté le passage du pneumocoque dans les vaisseaux sanguins et le développement d'une pneumococcie généralisée consécutive.

Diagnostic. — Le *diagnostic* ne présente en général rien de particulier ; cependant dans certains cas difficiles où la pneumonie est centrale par exemple, la *notion de contagion* jointe à la constatation des signes fonctionnels et généraux de la pneumonie, mettra sur la voie du diagnostic. Nous avons d'ailleurs à notre disposition un procédé scientifique tout d'actualité : *l'agglutination pneumococcique* de MM. Bezançon et Griffon. « C'est ainsi, dit ce dernier auteur, que certaines pneumonies centrales, certaines pneumonies abortives qui auraient pu en imposer pour des congestions pulmonaires simples, agglutinent le pneumocoque avec une telle intensité que leur nature infectieuse ne peut être mise en doute. Le séro-diagnostic nous a, de cette façon, permis de déterminer la nature microbienne de certains états pulmonaires, fluxions, congestions, lésions dans lesquelles les recherches bactériologiques récentes tendent de plus en plus à déceler le rôle du pneumocoque. »

PRONOSTIC. — Le *pronostic*, sérieux par lui-même dans les pneumonies franches ordinaires, se trouve aggravé par les actions dont nous avons fait ressortir plusieurs fois l'influence au cours de cette étude ; le premier passage du pneumocoque à travers un organisme humain a augmenté la virulence de ce germe, fait bien connu en bactériologie ; le terrain d'autre part se trouve affaibli par les causes que nous avons mises en évidence au chapitre de l'étiologie (misère physiologique, surmenage, encombrement, maladies antérieures, défaut d'hygiène, etc.) ; enfin les conditions d'ordre extérieur, les influences atmosphériques, toutes les causes en un mot, qui ont permis au pneumocoque de déterminer la pneumonie par contagion, tendent à favoriser la culture du germe et préparent l'infériorité du sujet.

TRAITEMENT. — PROPHYLAXIE.

C'est alors que se pose le problème thérapeutique :

Traitement. — Le *traitement* du malade sera différent suivant la forme qu'aura revêtue la maladie.

Nous n'insisterons pas sur un chapitre qui ne présente rien de particulier, si ce n'est pour rappeler les essais de sérothérapie tentés en ces dernières années par les frères Klemperer, Foa et Scabia, Foa et Carbone, Janson, Lava et Harnett, à l'aide de sérum de lapins vaccinés ; ceux de Washbourn utilisant le sérum de poney, ceux enfin de Weisbecker injectant du sang de convalescents de pneumonie.

Mais il est une autre partie extrêmement importante de la question et à laquelle nous donnerons toute notre attention : c'est le *traitement prophylactique*.

Prophylaxie. — Est-il possible d'empêcher la dissémination du contage pneumonique ; et par quels moyens arriver à ce résultat, tel est le problème que nous allons essayer de résoudre.

Comme nous l'avons vu dans l'étiologie, la source même de la contagion réside dans le milieu primitivement infecté, crachats d'un pneumonique, pus d'une otite, d'un abcès; ces dernières manifestations pneumococciques étant à l'heure actuelle traitées suivant les règles de l'antisepsie chirurgicale, nous les négligerons intentionnellement, et nous nous attacherons spécialement à l'antisepsie en quelque sorte médicale que nous diviserons en deux parties : antisepsie du malade d'une part, et antisepsie ou mieux asepsié de l'entourage d'autre part.

1° *Le malade.* Nous savons que les crachats sont le véhicule le plus important du contage pneumonique.

Le crachoir dont l'usage sera donc formellement indiqué, devra être facile à désinfecter ; il sera en porcelaine par exemple. Différents moyens de désinfection peuvent être utilisés : les solutions antiseptiques fortes ont l'avantage d'être facilement maniables, mais leur effet est généralement lent ; on pourra employer une *solution phéniquée* à 5 °/₀ ; une *solution de formol commercial* à 5 °/₀ (Guiraud) ; en aucun cas on n'utilisera le sublimé qui forme avec les crachats un albuminat mercuriel protecteur (Arnould). On devra naturellement désinfecter aussi le récipient : le moyen le plus simple consiste à plonger, *pendant un quart d'heure* environ, le crachoir dans une *solution alcaline bouillante* (carbonate de soude).

La *lessive bouillante des ménagères* serait excellente à cet égard. Si l'on a à sa disposition des appareils spéciaux analogues à ceux construits dans les hôpitaux pour la désinfection des crachats et des crachoirs et basés sur les effets de la chaleur, il va sans dire que la destruction des germes est encore plus sûre.

Nous n'insisterons pas sur la désinfection des matières fécales, attendu que le plus souvent elles ne contiennent pas le pneumocoque qui s'est localisé dans l'appareil pulmonaire. Cependant l'utilité de cette désinfection pouvant se présenter dans les cas où la pneumococcie se généralise, on se servirait utilement d'une solution de *sulfate de cuivre* à 5 %, de *chlorure de zinc liquide* à 45°, de la chaux sous forme de *lait de chaux* (1 partie de chaux pour 45 eau) (Guiraud); enfin le *chlorure de chaux* en solution au 1/10e, l'*hypochlorite de potasse* et *de soude* (eau de javel) diluée dans 5 à 10 fois son volume d'eau, deux anciens désinfectants un peu délaissés, jouissant d'après les expériences de Chamberland et Fernbach d'une puissante action bactéricide.

Le lait de chaux, en badigeonnages sur les murs de la pièce infectée, lorsque le procédé sera possible, permettra une désinfection facile et peu coûteuse.

Le *plancher* sera en tous cas lavé avec une solution antiseptique forte, *sublimé par exemple, au 1000e, additionné de parties égales de sel marin, ou d'acide tartrique;* la dépense est peu élevé en raison de l'action puissante du sublimé à faible dose. Nous citerons pour

(1) *Loco citato.*

mémoire les *crésol*, *créoline*, solvéol, solutol, qui sont également de bons antiseptiques à la dose de 1 à 5 % susceptibles de remplacer avec avantage l'acide phénique, mais ont comme ce dernier l'inconvénient d'avoir, outre leur prix relativement élevé, une odeur désagréable (1).

La désinfection des murs tapissés, des tentures, meubles, objets divers, de la chambre infectée, ne pourra le plus souvent être accomplie sans détérioration par les procédés que nous venons d'indiquer. Aussi devra-t-on s'adresser aux désinfectants gazeux ; jusqu'à ces dernières années on employait surtout *l'acide sulfureux* produit par la combustion du soufre ; cet acide en présence de la vapeur d'eau étant un puissant réducteur qui s'empare de l'oxygène des matières organiques avec lesquelles il se trouve en contact pour se transformer en acide sulfurique. On l'employait à la dose de 30 à 50 grammes de soufre par mètre cube donnant de 20 à 35 litres de gaz, après avoir hermétiquement bouché toutes les ouvertures en collant des bandes de papier sur les fentes des portes et des fenêtres, et avoir au préalable humecté les murailles ou mieux fait dégager de la vapeur d'eau dans la pièce.

Le *chlore gazeux* obtenu par dégagement lent, de certains chlorites alcalins (chlorure de chaux, hypochlo-

(1) Tous ces détails et ceux qui vont suivre sont empruntés au Traité pratique d'Hygiène du Dr Guiraud. 1899, Paris-Steinheil Edit.

rite de potasse) a également une réelle action microbicide, mais l'action de ces derniers gaz sur les couleurs des tissus et les objets métalliques doit leur faire préférer, à ce point de vue, un troisième antiseptique gazeux, *l'aldéhyde formique*, ou *formal aldéhyde*, ou *formol*. Produit par la combustion de l'alcool méthylique en présence de la mousse de platine, il a pour formule CH-OH; Loew a constaté en 1888 ses propriétés bactéricides; on l'obtient à l'aide de différents procédés; les principaux sont ceux de Trillat, de Cambier et Brochet, et le formolateur Helios.

L'appareil Trillat consiste en un autoclave dans lequel on chauffe sous pression une solution de formol commercial en présence du chlore de calcium (C. R. *Ac. des Sciences*, 24 février 1896). Cambier et Brochet diluent les vapeurs obtenues en chauffant cette même solution dans un courant d'air chaud sec. (Préparation industrielle de l'aldéhyde formique. *Revue des Sciences pures et appliquées*, 30 octobre 1897.)

L'aldéhyde formique a l'avantage de laisser absolument intacts les objets soumis à son action, de n'altérer ni la consistance, ni la coloration des tissus les plus délicats, de ne pas oxyder les métaux; il est très peu toxique, et ses vapeurs assez irritantes pour les muqueuses des premières voies se dissipent très vite en ouvrant largement les croisées.

Il est cependant un reproche que l'on peut faire à l'aldéhyde formique ainsi qu'aux autres antiseptiques gazeux :

c'est leur défaut de pénétration et leur action toute superficielle. Il sera donc indispensable pour les objets de literie (matelas, oreillers, couvertures épaisses, lainages, etc.), et pour tous les objets contaminés dont l'épaisseur n'aura pu être traversée par les vapeurs microbicides, de recourir à un des procédés suivants dont l'effet est absolument sûr : on s'adressera soit à l'ébullition prolongée lorsqu'il n'y aura pas d'inconvénients pour l'état des objets ; la lessive des ménagères remplira parfaitement cet office ; dans le cas contraire, c'est à l'action de la chaleur humide, à l'étuve qu'on demandera ce résultat ; le modèle dont l'usage est actuellement le plus répandu en France est celui de l'*étuve à vapeur sous pression de Geneste et Herscher*. Grâce à un système de décompression intermittente, le calorique se répartit uniformément dans toutes les parties du récipient et pénètre rapidement jusqu'au centre des matelas et des paquets d'effets. Une température de 110° à 115° correspondant à une pression de 1/2 à 3/4 d'atmosphère tue en quelques minutes, dans un milieu saturé, les spores les plus résistantes et assure une stérilisation absolue.

Mais cet appareil coûte fort cher et exige un personnel expérimenté ; l'*étuve à vapeur fluente de Vaillard et Besson* a le triple avantage de tuer tous les germes pathogènes les plus dangereux pour l'homme, d'être par son prix abordable aux collectivités, aux villes les moins fortunées, d'être absolument sans danger et de n'exiger aucun personnel spécial.

Tels sont les moyens dont on pourra disposer à l'issue de la maladie pour détruire le contage pneumonique. Mais il ne sera pas seulement indispensable de *détruire le pneumonoque* à sa sortie de l'organisme, il *sera utile, la maladie durant,* de l'attaquer là où il est déjà possible de l'atteindre.

Or nous savons que la bouche du malade contient constamment des pneumocoques virulents; on devra par conséquent faire l'*anticepsie de la bouche* et ces soins devront même être continués pendant *quelque temps après la guérison*, afin d'éviter soit la répétition de la pneumonie chez le même sujet, soit le transport possible du contage au poumon d'un autre individu. Les pulvérisations d'un liquide antiseptique, les lavages de la bouche et les gargarismes permettront de s'opposer à la conservation des micro-organismes dans la cavité buccopharyngée.

Nous avons, il est vrai, peu de bons antiseptiques de la bouche ; le sublimé dont la puissance microbicide est si grande est inutilisable dans la circonstance ; l'acide phénique n'est pas aussi antiseptique qu'on l'a cru longtemps et il donne trop fréquemment lieu à des phénomènes d'intoxication ; l'acide borique a sans doute l'avantage d'être absolument sans danger, mais sa valeur est presque nulle lorsqu'il est seul en solution ; au contraire associé au borate de soude, il forme avec ce sel une solution dont le pouvoir antiseptique est sensiblement supérieur à l'action particulière de chacun d'eux.

On pourra donc faire usage d'une solution ainsi formulée :

Acide borique..............	āā 40 grammes.
Borate de soude.............	
Eau q. s. pour un litre	

L'acide thymique, quatre fois plus antiseptique que l'acide phénique, d'une odeur douce, aromatique, un peu différente de celle du thym, d'une saveur piquante et poivrée (Manquat), peut être employé ainsi qu'il suit:

Thymol......................	2	grammes.
Alcool.......................	100	—
Eau..........................	900	—

La microcidine en solution à 3 %, l'aniodol, produit sans goût, préconisé par Sedan, à 1 ou 2 ‰, pour les lavages de la bouche, pourront être également employés.

2° *L'entourage*. Toutes les précautions précédentes doivent servir aussi bien à l'entourage qu'au malade. Car, indépendamment de la question primordiale de résistance individuelle qui devrait guider dans le choix des garde-malades, il est élémentaire de prendre certaines mesures prophylactiques généralement faciles. On devra se laver les mains chaque fois qu'on aura touché des objets souillés par les crachats du pneumonique, et qu'on lui aura prodigué les soins antiseptiques que nous avons énumérés plus haut.

Le lavage attentif des mains, suivant la méthode chirurgicale serait évidemment, un idéal ; mais on ne peut se flatter d'obtenir pratiquement le brossage et savonnage, suivi de l'immersion dans le permanganate de potasse, puis dans le bisulfite de soude, enfin dans une solution de sublimé au 1000e, et dans l'alcool à 90°. Un soigneux savonnage et brossage des mains suffira le plus souvent à entraîner les germes qui se seraient accolés à l'épiderme des mains.

Non seulement on ne devra pas prendre de repas dans la chambre du malade, mais encore les lavages répétés de la bouche avec une des solutions antiseptiques indiquées précédemment défendront aux micro-organismes l'entrée des voies respiratoires chez les personnes de l'entourage.

Une dernière précaution aura pour but d'éviter le transport au dehors, par les vêtements de ces personnes du contage pneumonique. A cet effet chacun, pendant son séjour au chevet du malade, revêtira une longue blouse qu'il n'enlèvera qu'au moment de quitter la pièce.

Il est à présumer qu'à l'aide de ces moyens prophylactiques, la contagion de la pneumonie franche, aujourd'hui absolument démontrée, pourra être supprimée.

Et nous ne saurions mieux exprimer notre sentiment au sujet de la nécessité de ces mesures, qu'en rappelant les *paroles du professeur Grancher* dans la séance de l'Académie de médecine du 20 mars 1900 : « à mon tour, « je demande à l'Académie qu'elle veuille bien inscrire la « *pneumonie* et la broncho-pneumonie *dans la liste des* « *maladie à déclaration obligatoire* (1). Car si la rougeole

(1) La question était posée pour la rougeole.

« tue par centaines, *la pneumonie* et la broncho-pneumo-
« nie, *parfaitement contagieuses* du reste, tuent par mil-
« liers.

« La moyenne des décès de 1886 à 1890, pour Paris seu-
« lement, a été de 4.593, et dans les années suivantes jus-
« qu'en 1897 elle a oscillé entre 5.167, chiffre le plus fort
« et 3.596, chiffre le plus faible.

« La mortalité par broncho-pneumonie et pneumonie est
« donc 4 ou 5 fois plus forte que celle par rougeole (904 en
« 1899), et comme la morbidité en est infiniment plus fai-
« ble, on fera ici beaucoup de bien avec un petit effort. »

CONCLUSIONS

1° La contagion de la pneumonie implique nécessairement le passage du pneumocoque de l'individu malade au poumon de l'individu sain.

2° Cette condition pour être nécessaire n'est pas toujours suffisante, et un certain nombre de causes parmi lesquelles il faut citer au premier rang l'augmentation de virulence du germe et la diminution de résistance du terrain interviennent encore dans le mécanisme de la contagion.

3° Les pneumonies transmises par contagion présentent presque toujours une exceptionnelle gravité.

4° D'où l'importance de *règles prophylactiques individuelles et sociales :* précautions antiseptiques des personnes en rapport avec le malade atteint de pneumococcie ; désinfection rigoureuse des locaux habités par le pneumonique.

INDEX BIBLIOGRAPHIQUE

ALISON. — *Archives générales de médecine*, 1883.

BARBIER. — *Gazette médicale de Paris*, 1er juin 1889.

BARTH. — *Revue des Sciences médicales*, octobre 1884.

— *Dictionnaire des sciences médicales*, Pneumonie, tome XXVI.

BEZANÇON. — Cité in *thèse* Carlotti. Paris, 1893.

BLANC. — Cité in Barbier.

BLITH. — Cité in Carlotti.

BONNEMAISON. — *Union médicale*, 1875, n° 70.

BRUNNER. — *Deutsch. Arch. f. Klin. Med.*, L. II, p. 454, 1894.

BRYSON. — Cité in *thèse* Ganivet, 1885-86.

CAMPBELL. — Infectious pneumonia. Montréal M. J. 1893, 4. L. XXII, p. 652.

CARLOTTI. — Étude sur la contagion de la pneumonie franche aiguë fibrineuse. *Thèse*, Paris, 1893.

CASTAN. — Pneumonie contagieuse. *Montpellier médical*, 1889, 2e s., XII, 542-546.

CHARTON. — *Semaine médicale*, 1890, p. 23.

CHASE. — The contagious of acute lobar peumonia. *Northwest-Lancet*, Saint-Paul, 1890, X, 242-244.

CHAUMIER. — De la nature épidémique et contagieuse de la pneumonie franche. *Association française*, Congrès de Blois, 1884, p. 430.

COLLE (Jean). — Cité in *thèse* Demmler.

COMBEMALE. — A propos de pneumonie infectieuse. *Bulletin médical du Nord*, Lille, 1895, XXXII, 130-132.

CROUIGNEAU. — Doit-on prendre des mesures prophylactiques contre la pneumonie au point de vue de la contagion? *Bulletin de la Société de médecine pratique*. Paris, 1889, 530-532.

DALY. — Cité in Netter.

— Pneumonies contagieuses. *Lancet*, 1894, London, ii, 322.

— Pneumonies contagieuses. *Lancet*, London, 11 août 1895

DELESTRE. — Transmission de la pneumonie de la mère au fœtus. *Société de Biologie*, mars 1898.

DEMMLER. — Pneumonies infectieuses. *Thèse*, Paris, 1882.

DRESCHFELD. — *Fortschrift d. Med.* Berl., 1885, ii, 389.

DUNCAN. — Contagious pneumonia. *Lancet*, London, 1895, i, 193.

EMINSON. — Epidemic pneumonia at Scotter, in North Lincolshire. *Hygiène*, London, 1892, V, 177-179.

FLINDT. — Cité par Carlotti.

GANIVET. — Pneumonies épidémiques. *Thèse*, Paris, 1885-1886.

GARBER. — *Americ. Médic. Surg. Bull.*, 1er janvier 1895.

GRAHAM. — Contagious pneumonia. *Canada Pract. Toronto*, 1886, XI, 332-336.

GRIFFON. — L'agglutination du pneumocoque. *Thèse*, Paris, 1900.

GRISOLLE. — *Traité de la pneumonie.*

GUDNER (J.-H.). — Contagion of Pneumonia. *Med. Rec. N.-Y.*, 1893, XLIII, 461.

GUGGENBUHL. — Der alpentisch endemisch in Hochgebirg der Schweiz und seine Verbreitungen. 1838.

GWYME (C.-N.). — Notes on the recent epidemic of pneumonia in Scheffield. *Lancet*, London, 1890, ii. 1375.

HAEDKE. — *Médecine moderne*, 1898, p. 452.

HALLER. — In G. Sée.

HARDWICHE. — Cité par Carlotti.

HELME. — Pneumonies infectieuses. *Thèse*, Paris, 1885-1886.

HERR. — Cité par Carlotti.

HJALTELIN. — In *thèse*, Helme.

HIPPOCRATE. — Traduction Littré. Des lieux de l'homme, § 14, p. 303, t. VI.

— Traduction Littré. Des affections, § 6, p. 215, t. VI.

— Traduction Littré. Du régime, § 72, p. 611, t. VI.

Hallopeau. — La doctrine de la fièvre pneumonique. In *Revue des sciences médicales*, 1878.

Hoffman. — Traité des fièvres, 1746.

Holwede (Von). — In G. Sée.

Huxam. — Essai sur les fièvres, 1768.

Irwin. — The local aspect of the present pneumonia epidemic. Montréal M. J., 1889-90, XVIII, 650-656.

Jung (A.-G.). — Pneumonia as an epidemic or infectious disease. *Rep. B. d. Health.* Maine, 1888. Augusta, 1889, IV, 254-264.

James. — *Americ. Journ* , juillet 1877.

Jelley. — Contagious pneumonia. *Lancet*, 24 déc. 1881.

Jörgensen. — In *Dictionnaire Ziemmsen.*

Keller. — Zur Ætiologie der Krouposen Pneumonie, in Netter.

Kelsch. — De la pneumonie au point de vue épidémiologique. *Revue d'hygiène*, 1893, xv, 870, 937.

Kerchensteiner. — In *thèse* Helme.

Klaman. — Ueber Pn. asth. epidemica. *Allg. med. centr. Ztg.* Berlin 1885. L. 593 ; 609.

Klemps (E.-J.). — Infectious pneumonia. *Medical Herald.* Louisville, 1886-87, viii, 71.

Kotzine. — Rousskaia Med. 1894. In *Gazette des Hôpitaux*, 1895.

Köhner (A.). — Die Pneumonie in epidemiologischer Beziehung. *Internat. Klin. Rundschau.*

Lagout. — Sur la nature de la pneumonie. (*Union médicale*, 29 octobre 1878.)

Lancereaux. — *Semaine médicale*, 13 août 1886, p. 340, et *Archives générales de Médecine*, 7e s., n° 10, 1886, p. 257.

Lancisi. — In *thèse* Demmler.

Landouzy. — *In Traité de Médecine Brouardel Gilbert*, t. viii, article Pneumonie.

Lardier. — De la pneumonie infectieuse à caractère épidémique. *Bulletin médical des Vosges*. Rambervillers. 1888-89, III, n° 10, 57-64.

LEECH. — *Med. Chr. Manchester*, 1890-91, XIII, 265, 337.

LEGENDRE. — In *thèse* Helme.

LEMAIRE. — Observation pour servir à l'histoire de la pneumonie contagieuse. *Normandie médicale*. Rouen, 1885-86, I, 311-314

LÉPINE. — In *Dictionnaire de Médecine et de Chirurgie pratique*, n° 26, p. 401 à 403.

LIPPMAN. — *Le pneumocoque et les pneumococcies*. Paris 1900.

LÖBERG. — In Barth. Epidémie ayant sévi en 1870 sur un commune de Norvège.

LOP et MONTEUX. — Congrès de Médecine interne. In *Province Médicale*, 1898.

MAC-ANALY. — Illinois Médic. Soc., in *Journal of Americ. Méd. Assoc.*, 26 mai 1900, cité dans la *Revue générale de Pathologie interne* de Courtois-Suffit.

MARCHIAFAVA (E). — Bignami. Note sull'infezione pneumonica. *Bull. d. r. Acad. Méd. di Roma*, 1890-91, XVII, 365-377.

MALENCHINI.—Recherches sur une épidémie de pneumonie maligne. *Lo spérimentale sez. biol.*, p. 157, 1896.

MASSALONGO. — Faits nouveaux à propos de la théorie infectieuse de la pneumonie. *Archives générales de Médecine*. Paris, 1885, I, 541-656.

— Paris, 1885, II, 67-79.

— Paris, 1885, 2. s., II, 94-96.

MENDELSOHN. — Pneumonies contagieuses. In Netter.

MÉRY. — Cité par Carlotti.

MORETTI. — *Repr. from. clinica. vet.*, VIII, Milano, 1885.

MOUISSET. — Epidémie de pneumonie. *Lyon médical*, 13 nov. 1897.

MULLER. — Cité par Carlotti.

NALDONI (A). — Ancora sulla contagiosita della pneumite e broncho-pneumite. *Gazz. d. osp. Milano*. 1889, X, 730.

NETTER. — Article Pneumonie du *Traité de Médecine Bouchard-Brissaud*, t. VI, 2e édit.

NETTER. — Le pneumocoque. *Archives de Médecine expérimentale et d'anatomie pathologique.* Paris, 1890, II, 677-798.

— Du microbe de la pneumonie dans la salive. *Société de Biologie*, 29 nov. 1887.

— Contagion de la pneumonie. *Archives générales de Médecine*, 1888.

OLIVIER (T). — Three cases of infective pneumonia occuring in one family. *Lancet*, London, 1890, II, 760.

OST. — Infectiöse pneumonie. in Bart. *Revue des sciences médicales*, 1884, t. XXIV.

OSTHOFF (C). — Die infectiöse Form der fibrinosen Lungenentzündung. *Munchen. med. Wehn schr.*, 1899, XXXVI, 893-913.

PATCHETT. — Contagious pneumonia. *Lancet*, 15 février 1882.

PEARS. — Epidémie de pneumonie suggérant l'idée de contagion. *Boston medic. journal*, 6 oct. 1892.

PENKERT. — In *thèse* Helme.

PROBY (A). — Note sur trois cas de pneumonie pour servir à l'histoire de la contagion de la pneumonie. *Lyon médical*. 1889, t. XII, 181-192.

— Cité par Carlotti.

RENAULT. — Note pour servir à l'histoire de la pneumonie infectieuse. *Bulletin et mémoires de la Société de médecine des hôpitaux de Paris*, 1889, 3 s., VI, 313-319.

RIESEL. — Cité par Carlotti.

ROBERTS (J.L.) — Infectious pneumonia. *Brit. M. J.* London, 1885, X, 326-329.

RITTER. — In *thèse* Helme.

ROBINSON. — Prophylaxie, contagion, traitement de la pneumonie. *Med. Record*, 19 février 1898.

RODMAN. — In *thèse* Helme.

RONDET. — In Barbier.

SEARS (G.G.). — A household epidemic of pneumonia suggesting contagion. *Boston. M. et S. J.*, 1892. c. XXVII. 328.

SADLER. — Pneumonie contagieuse. In *Revue des sciences médicales*, 1884.

SCHMIDT. — In Carlotti.

SCHRAEDER. — Zur statistik der crouposen Pneumonie. *Thèse*, Kiel, 1882 (in Netter.)

SCHROTER. — Cité par Netter.

SECRÉTAN. — Pneumonie infectieuse. *Revue médicale de la Suisse. Rom.* Genève, 1885, v, 103-171.

SÉE (G). — Médecine clinique, t. II, 1885.

SÉE (G.). — Pneumonies infectieuses. *Union médicale*, 1882, n°s 76, 78.

SÉGLAS. — In Carlotti.

SERGENT. — *Id.*

SEUFFT. — In Netter.

SOKOLOFF. — Infectiosité de la pneumonie. In *Revue des sciences médicales*, 1891.

STEPHENSON. — Epidémie de pneumonie à Peshawar. *Lancet*, 13 juin 1896.

THAM. — Quelques observations sur la contagiosité de la pneumonie fibrineuse. *Nord. med. ark. Stockolm*, 1886, XVII, n° 129, 1 chart.

TEDESCHI (G). — La pneumonite qual morbo da infezionne. *Morgagni-Napoli*, 1884, XXVI, 754-757.

THORNSTON. — The cases of contagious-pneumonia. *Brit. M. J.* London, 1894. II, 125.

THORENSSEN. — Cité par Carlotti.

VARIOT. — Contagion hospitalière de la pneumonie chez un enfant de 12 ans. *Journal de clinique enfantile*, 31 mars 1898.

WELSH. — Cité in Helme.

VERSTRAETEN. — La pneumonie est-elle contagieuse ? *Annales Société de médecine de Gand*, 1886, t. XV, 65-93.

WYMAN. — Epidemic pneumonia. *Bost. med. and Surg. journ.*

ZIMMERMAN. — Quatre cas de pneumonie dans une famille. *Corr. Bl. f. schw. Aerzte*, 1er sept. 1893, et in *Revue des sciences médicales*, 1893, p. 41.

IMPRIMERIE F. DEVERDUN, BUZANÇAIS (INDRE)

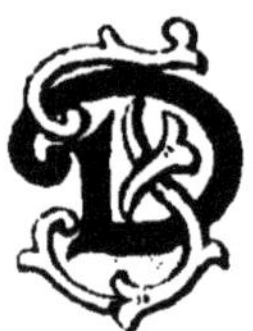

BUZANÇAIS (INDRE), IMPRIMERIE F. DEVERDUN.

www.ingramcontent.com/pod-product-compliance
Ingram Content Group UK Ltd.
Pitfield, Milton Keynes, MK11 3LW, UK
UKHW021227230726
13926UKWH00003B/1277